U0300478

现代医院管理系列丛书

医疗供给侧改革
分级诊疗的合作模式选择研究

陈 航◎著

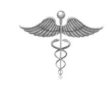

Medical Reform of The Supply Side
The study of cooperation mode choice about
hierarchical diagnosis and treatment

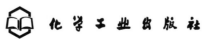

化学工业出版社

·北 京·

图书在版编目（CIP）数据

医疗供给侧改革——分级诊疗的合作模式选择研究/陈航著.
北京：化学工业出版社，2017.5（2018.1重印）
（现代医院管理系列丛书）
ISBN 978-7-122-29220-9

Ⅰ.①医…　Ⅱ.①陈…　Ⅲ.①医疗保健制度-体制改革-
研究-中国　Ⅳ.①R199.2

中国版本图书馆CIP数据核字（2017）第043977号

责任编辑：邱飞婵　王金生　　　　　　　　装帧设计：史利平
责任校对：吴　静

出版发行：化学工业出版社（北京市东城区青年湖南街13号　邮政编码 100011）
印　　刷：大厂聚鑫印刷有限责任公司
装　　订：三河市宇新装订厂
787mm×1092mm　1/16　印张12　字数180千字　2018年1月北京第1版第2次印刷

购书咨询：010-64518888（传真：010-64519686）　售后服务：010-64518899
网　　址：http://www.cip.com.cn
凡购买本书，如有缺损质量问题，本社销售中心负责调换。

定　　价：58.00元

序 言

医疗卫生事关人的生老病死，是人类社会崇高而神圣的事业。在现代国家治理体系中，医疗卫生是国家治理的重要组成部分，其发展状况直接决定着国家居民的生存质量和健康水平。健康，是每个国民的立身之本，也是一个国家的立国之基。在我国的经济社会治理体系中，医疗卫生一直都是党的核心工作和中心任务之一。伴随经济社会的变革，党和政府对医疗卫生事业的发展做出了不懈的努力和探索。无论是计划经济时期对城乡医疗卫生体系的构建和完善，还是在社会主义市场经济建设的不同阶段对医疗改革的推进、反思、调整和完善，都是党和国家依据经济社会的发展、科技进步和居民对医疗卫生需求的变化而进行的政策调整。经过2005年关于医疗机构公益性和市场化的公开讨论和反思后，将我国的医疗改革推向了新阶段，促使2009年以完善医疗卫生体系的"新医改"政策出台。

2015年以来，我国经济社会发展进入到了"新常态"，供给侧结构性改革成为应对"新常态"的重要抓手。在医疗卫生领域，经过多年的改革和探索，医疗水平和效率都得到了很大的提升和改进，但由于种种原因广大居民"看病难、看病贵"问题依然存在，似乎成了医疗卫生领域的一项顽疾。事实上，医疗卫生领域与经济社会其他领域一样，也存在供需结构失衡和供需结构错位、医疗资源错配问题；因而，医疗供给侧结构性改革成为了当前医疗卫生改革的重要思路和方向。2016年8月，习近平总书记在全国卫生与健康大会上的讲话中强调："要着力推进基本医疗卫生制度建设，努力在分级诊疗制度、现代医院管理制度、全民医保制度、药品供应保障制度、综合监管制度5项基本医疗卫生制度建设上取得突破。"其中，分级诊疗是引导医疗资源和患者需求下沉，实现不同医疗资源和各类医疗需求匹配，充分发挥各类医疗资源的作用和功能，提升医疗资源使用效率，从而逐步实现社区首诊、分级医疗和双向转诊，缓解"看病难、看病贵"，完善我国医疗服务体系的重要举措，也是党的十八大后"新医改"的基本思路和要求。

经过近几年的实践和探索，目前在推进分级诊疗过程中，城市综合医院与社区卫生服务中心的合作已初步形成了直办模式、兼并模式、托管模式、联合模式和对口支援、医疗联盟、医疗联合体等各类分级诊疗的合作模式，但无论是理论界还是医疗界对推进分级诊疗的不同合作模式的选择还存在不同看法和争议，分级诊疗的各类合作模式也缺乏可复制性和推广性。因此，深入理解医疗供给侧结构性改革的内涵，系统梳理我国分级诊疗制度建设的现状和面临的主要问题，并结合实践，研究分级诊疗的各类合作模式的发展进程、实施条件和效果，提出可复制、符合优选条件的分级诊疗的合作模式，具有重要的理论探索意义和实践价值。

本书的作者陈航博士一直从事医疗卫生临床和管理工作，参与并亲历了基层医疗单位的部分医疗改革推进和调整过程，对我国医疗改革的目标与成就及存在的问题有较为深刻的感受与研究。同时，陈航博士对"新医改"提出的"分级诊疗"和建设"医疗服务共同体"也进行了大量的研究。在这些重要的研究成果基础上，契合当前医疗供给侧结构性改革的政策方向和要求，经过系统整理与加工，形成了以推进分级诊疗的合作模式选择为主要研究内容且适用于现阶段推进医疗供给侧结构性改革的研究成果。我认为这些研究成果将为推进我国医疗卫生的"分级诊疗"制度建设提供些有益的启发和参考，能够为医疗资源的合理配置、缓解医疗供需矛盾提供支持。

是为序。

中国工程院院士

俄罗斯科学院外籍院士

国际欧亚科学院院士

中国社会科学院学部委员

医疗供给侧结构性改革是我国"十三五"医改的重中之重，其关键在于通过推进分级诊疗缓解医疗资源的供需错配，进而提高我国医疗卫生服务体系的供给质量和医疗资源配置效率。分级诊疗就是按照疾病的轻、重、缓、急及治疗的难易程度进行分级，不同级别的医疗机构承担不同疾病的治疗，各有所长，逐步实现专业化。具体来讲，就是将大中型医院承担的一般门诊、康复和护理等医疗服务分流到基层医疗机构，形成"健康进家庭、小病在基层、大病到医院、康复回基层"的新格局。分级诊疗的好处是：大医院由此可"减负"，没有简单病例的重复，可将主要精力放在疑难危重疾病方面，有利于医学水平的进步。基层医疗机构可获得大量常见病、多发病患者，大量的病例也有利于基层医疗机构水平的提高，从而更好地为人们的健康服务，步入良性循环。概而言之，分级诊疗是引导医疗资源和患者需求下沉，实现不同医疗资源和各类医疗需求匹配，充分发挥各类医疗资源的作用和功能，提升医疗资源使用效率，从而逐步实现基层首诊、双向转诊、上下联动、急慢分治的合理就医秩序，健全治疗—康复—长期护理的服务链，是完善我国医疗卫生服务体系的重要举措之一，也是党的十八大后我国医改的基本思路和要求。

经过近几年的实践和探索，目前已经形成直办模式、兼并重组模式、托管模式、联合体模式和对口支援等推进分级诊疗的不同合作模式，但无论是理论界还是医疗界，对分级诊疗各类合作模式的推进及选择方面都还存在不同看法和争议，各类不同模式的选择也缺乏可复制性和推广性。因此，本书基于我国医疗供给侧结构性改革的新要求，结合我国医疗卫生服务体系的发展现状、存在问题及城市已有的分级诊疗合作模式和积累的初步经验，利用合作理论与冲突理论的思想，采用非对称合作博弈、F-H及DEA等分析方法，探讨影响分级诊疗合作及模式选择的因素和条件，并结合实证研究对不同合作模式的效果进行评价，最后给出了分级诊疗合作模式选择的建议以及医疗联合体模式发展的对策，为我国医疗供给侧结构性改革提供理论支持和政策参考。

本书的主要研究工作如下：

（1）构建城市综合医院与社区卫生服务中心之间的非对称合作博弈模型，分析影响分级诊疗合作参与主体是否参与合作的动因及激励因素，得出：合作意愿与合作收益、冲突成本以及实力对比密切相关。即实力对比一定的情况下，合作收益既定，冲突成本越大，合作频率越高，合作意愿强；如果冲突成本一定，合作收益越大，合作意愿越高；如果合作收益和合作冲突成本都既定，二者的实力差距越大，合作意愿越强。因此，医疗利润空间、冲突成本以及城市综合医院与社区卫生服务中心的实力比，应该是设计促进城市综合医院与社区卫生服务中心分级诊疗合作的理论基础和依据。

（2）利用冲突分析理论结合F-H分析方法，探讨城市综合医院与社区卫生服务中心分级诊疗合作的推进模式与具体可行合作模式的选择问题。

基于冲突分析理论和F-H分析方法，考虑政府、城市综合医院、社区卫生服务中心在合作中的行动策略、偏好及局势选择，探讨可行的合作模式，得出：政府是促进双方合作的动力源，而城市综合医院能否积极投入合作是合作产生的推动力和难点，以医疗联合体为代表的中间型合作模式是现阶段符合我国城市综合医院与社区卫生服务中心分级诊疗合作的可行模式。这种模式要求城市综合医院与社区卫生服务中心让渡部分权力给医疗联合体，由医疗联合体统一协调内部的医疗资源，城市综合医院与社区卫生服务中心既保持了相对独立性，又实现了相互之间的有效合作。

（3）结合实证调研，利用DEA分析方法，对不同合作模式下城市综合医院与社区卫生服务中心的分级诊疗合作效果进行评价，为合作模式选择提供实践参考。通过对北京市40余所综合医院和社区卫生服务中心的分级诊疗合作效果进行实证调查与访谈，利用主成分分析方法对合作效果评价的指标体系进行筛选，利用DEA方法针对不同合作模式下合作的有效性进行综合评价，得出：截至2014年年底，北京市综合医院与社区卫生服务中心之间的分级诊疗合作模式主要有两种：紧密型（院办院管为代表）与松散型（对口支援为代表），两种合作模式的平均DEA有效性均低于0.7，说明城市综合医院和社区卫生服务中心之间的医疗资源配置效率较低。分析其原因，并非源于资源投入不足，而更多表现为协同合作的水平不高、与合作相关的管理机制和制度不健全等。此外，相比松散型模式，紧密型合作模式的DEA有效性较高。因此，一方面要针对紧密型和松散型合作模式，探索提高合作效果的途径；另一方面，需要探索新的介于紧密型和松散型之间的新型合作模式。

本书从理论上探讨了城市综合医院与社区卫生服务中心之间分级诊疗合作的可能性、合作条件、影响合作及合作模式选择的因素，从实践上验证了现有的紧密型和松散型的分级诊疗合作模式其资源配置效率有待提高，结合理论研究、实践验证及专家调研，提出了介于紧密型和松散型之间的城市综合医院与社区卫生服务中心合作的医疗联合体合作模式，并对医疗联合体的发展提出了对策建议。

在本书写作过程中，我的恩师李京文院士和师母余平女士给予了我谆谆教诲和悉心关怀；中国社会科学院刘迎秋教授，北京信息科技大学葛新权教授，北京工业大学经济与管理学院张永安教授、黄鲁成教授、宗刚教授、刘超教授、蒋国瑞教授、赵立祥教授、关峻教授，中日友好医院王辰院士等为本书的撰写提出了宝贵建议；中国社会科学院王雪峰老师、中央财经大学王文娟老师、商务部许英明博士在资料收集方面给予了大力支持和帮助；文献、金峰、陈佳楠、杨正东、何喜军等同门师兄师弟师姐师妹在本书写作过程中也给予我鼓励和支持；中央财经大学吴凡、王钰在本书写作过程中参与问卷设计，并对问卷的发放与回收做了大量工作；北京市卫计委方来英主任、毛羽副主任、许峻峰处长，北京市社区卫生服务中心刘钢主任，北京市医管局封国生局长、于鲁明局长、吕一平副局长、刘伟处长、杨蕊、郑函等全体同仁，北京市科委巴继兴处长、曹巍处长，中国人民大学医院管理研究中心董克用教授、王丹教授、杨晔老师，北京航天宏图信息技术股份有限公司王宇翔总裁等给予了大力支持和帮助，在此一并表示感谢。

特将此书献给我的父母、家人以及给予我帮助和指导的朋友们！

由于时间精力等限制，本书还有很多不足，请各位专家和广大读者给予批评指正！

作者
2017年2月于北京

目 录

第1章
绪 论

1.1 研究背景和意义

1.1.1 研究背景

1.1.1.1 医疗供给侧改革是我国"十三五"医改的重中之重

当前医改存在的"老百姓不满意、政府不满意、医生不满意"的突出问题，其根本原因在于医疗服务供给总量不足、资源配置结构失衡以及顶层设计"三医"联动（"三医"联动又称"三改并举"，就是指医疗、医保、医药要联合行动，协调推进）低效。因此，当前我国医疗卫生领域的主要矛盾，其实质是人民群众迅速增长的医疗服务需求与医疗卫生服务供给发展之间存在不匹配或者错配的矛盾，这一矛盾的产生源于医疗卫生服务供给机制不合理，而"看病难、看病贵"则是矛盾的主要表现形式，基于此，医改的实质就是医疗卫生领域的"供给侧改革"。

目前，从我国医疗卫生服务资源供给侧数量分布来看，床位数和卫生技术人员数两个指标，基层医疗机构的投入要素总量均低于医院，以2014年为例，医院和基层医疗机构床位数分别为496.12万、138.12万，卫生技术人员数分别为474.17万、217.68万；从我国医疗卫生服务资源供给侧质量来看，医院和基层医疗机构也存在较大差异，例如：2014年各级别医疗机构卫生技术人员的学历分布中，医院中研究生学历者占比最高为6.3%，社区卫生服务中心中研究生学历者占比只有0.9%。基层医疗机构和医院在医疗资源供给数量和质量的不均衡，直接导致"看病难、看病贵"。因此，医疗供给侧改革是我国"十三五"医改的重中之重，而通过推进分级诊疗缓解医疗资源的供需错配，进而提高我国医疗卫生服务体系的供给质量和医疗资源配置效率，是关键路径。

1.1.1.2　分级诊疗是构建和谐社会的重要内容和要求

进入21世纪以来，我国在全面建设小康社会的基础上逐步明确了构建和谐社会的战略任务和要求，并将建设和谐社会作为加强党的执政能力建设的重要内容。2002年11月，在党的十六大报告中首次提出"社会更加和谐"的目标。2004年9月，十六届四中全会进一步提出构建社会主义和谐社会的任务和提高构建社会主义和谐社会的能力。2006年10月，十六届六中全会做出的《关于构建社会主义和谐社会若干重大问题的决定》明确了构建社会主义和谐社会的指导思想、目标任务和原则。党的十七大报告再次强调"深入贯彻落实科学发展观，要求我们积极构建社会主义和谐社会。"在中国共产党成立90周年庆祝大会上，胡锦涛同志再次强调要坚定不移推进社会主义和谐社会建设。社会和谐是我国经济社会可持续发展的根本要求和新时期的历史任务，它要求以人为本、能体现人民群众的根本利益和愿望。党的十八大报告以及习近平总书记提出，没有全民健康，就没有全面小康，要把人民健康放在优先发展的战略地位，加快推进健康中国的建设，为实现"两个一百年"奋斗目标，实现中华民族伟大复兴的中国梦打下坚实健康基础。因此，医疗卫生事业是关乎民生、保障民众健康的重要事业，在国家经济社会发展过程中具有十分突出的重要地位，是构建健康中国的重要内容和要求之一。

分级诊疗是改善医疗服务供给、促进医疗资源有效配置、满足民众对医疗卫生服务需求的有效途径。党的十七大将"人人享有基本医疗卫生服务"作为新时期卫生工作改革与发展的目标，围绕"保基本、强基层、建机制"原则，着力解决人民群众"看病难、看病贵"问题。党的十八大后，进一步提出合理配置医疗资源，构建分级诊疗服务体系的要求，为医疗卫生服务体系和基本医疗保障制度改革指明了方向。

1.1.1.3　新医改政策推出实施

起始于20世纪80年代中期的医疗卫生体制改革，基本走的是商业化和市场化的方向，目的是通过市场竞争增加医疗供给能力，解决老百姓面临的"看病难、看病贵"问题。但经过几轮的改革和实际运行，不但百姓"看病难、看病贵"的问题没有有效解决，反而导致医疗费用暴涨，造成了群众就医的门槛越来越高，群众"有病不医"、"因病致贫和因病返贫"等问题，致使医疗问题面临的形势更加严峻。因此，我国医疗改革市场化取向的公平性受到各界的质疑，市场化式改革引起社会广泛争论。2005年，卫生部副部长马晓伟严厉批评了医疗机构公益性淡化、过分追求经济利益的倾向，并强调"坚持政府主导、引入市场机制"。国务院发展研究中心课题组通过调研也得出"我国医改基本不成功"的结论。在此背景下，2005年12月27日，国务院出台的《关于大力发展城市社区卫生服务的决定》明确了城市社区卫生服务属于公益性事业单位，并要求各级政府要建立对社区卫生服务稳定的投入机制。至此，政府已经认识到医疗卫生领域推行完全市场化的不足，并于2006年8月由卫生部、发改委、财政部等14部委联合成立了医疗体制改革协调小组，全面启动了新医改方案的制定工作。2009年，国务院发布了《关于深化医药卫生体制改革的意见》和《2009—2011年深化医药卫生体制改革实施方案》，掀开了中国新一轮医疗卫生体制改革的大幕。新医改的目标是构建公平有效的医疗卫生制度，切实减轻居民医疗负担，缓解"看病难、看病贵"问题，将我国的医疗卫生改革推向了一个新的阶段。

2009年3月，国家新医改方案做出了"完善以社区卫生服务为基础的新型城市医疗卫生服务体系"的战略部署。作为整个医疗系统最基层的服务单位，社区卫生服务中心承载了公共卫生、基本医疗、贫困救治、社区康复、居家养老、计划生育"六个网底"职能，是新型医疗卫生服务体系的重要组成部分，也是群众最需要的医疗机构。国务院颁布的《医药卫生体制改革近期重点实施方案》强调要"加快建设以社区卫生服务中心为主体的城市社区卫生服务网络，建立二三级综合医院与社区卫生服务机构的分工协作机制，引导一般诊疗下沉到基层，逐步实现社区首诊、分级医疗和双向转诊"。新医改要求完善以社区卫生服务为基础的新型城市医疗卫生服务体系，从而确立了我国综合医院与社区卫生服务中心合作、大力提升社区医疗卫生服务能力的基本思路和要求。

1.1.1.4　我国医疗卫生系统严重失衡

医疗卫生系统是经济社会大系统的一个子系统，医疗卫生服务系统良好的运行是社会和谐的基本要求。从我国医疗卫生服务系统的现状看，整个系统相对社会需求不但总量供给不足，在结构上也存在严重的失衡。主要表现在：一是医疗资源配置不合理，导致大医院和综合医院的扩张，小医院和社区医院发展动力不足，医疗服务网络在层次上呈"倒金字塔"型结构，系统资源使用效率低下。二是患者向大医院和综合性医院集中，小医院和社区医院病源不足，引致大医院"看病难、看病贵"问题突出，而小医院资源闲置的问题。三是医疗卫生服务系统内部沟通协调不充分，医疗卫生系统不系统，内部之间信息、人员、设备和物质的信息交流不畅，致使大量患者多次往返奔波于医院、家庭之间，医疗卫生服务系统功能异化，呈碎片化和效率低下的局面。医疗卫生系统失衡的结构、碎片化的系统致使医院之间缺乏信息共享机制，相互之间信息沟通不畅，各医院的信息系统呈现孤岛现象。医疗卫生系统的失衡和不协调增加了患者的负担和社会的医疗成本，也导致了稀缺医疗资源的浪费。

1.1.1.5　"看病难、看病贵"问题依然突出

医疗卫生事业关乎社会和谐、国家稳定、民众福祉，是关乎民生的一项重要内容。几十年来，我国的医疗卫生事业在不断探索中前进，在大医院纷纷扩建和医疗卫生设施取得巨大进步和提高的同时，也产生了患者集中、流动量大、候诊时间长，门诊医生工作量大，一上午就要看六七十号人，看病不仔细

的现象和问题。近年来，"大医院一号难求"问题越发突出，甚至有医院公然贴出告示：无论感冒还是手足口病，都必须等6～8个小时；如果等不起，就换别家。医院的"请客令"在一定程度上折射出"看病难"问题的严重程度。

在"看病难"问题不断加剧的同时，"看病贵"问题也日益突出，检查费高、药价贵以及过度治疗现象普遍存在。据卫生部统计，我国卫生总费用2005年为8659亿元，2010年为19600亿元，5年间年均增长13.6%，远远超过了GDP的增长速度。"看病难、看病贵"已经成为全国普遍存在的问题。如何解决"看病难、看病贵"问题已经引起专家学者和政府的高度关注，成为急需解决的关乎民生甚至政治的一个重大问题。

在我国全面建设小康社会和健康中国的关键时期，医疗卫生服务工作的任务十分繁重。国内外经验表明，医疗服务需求是"金字塔"型，80%以上的小病、慢病都能够在基层社区医疗机构解决。因此，强化基层社区医疗服务能力，把医疗服务重心由大医院向基层社区转移，建立公立医院与基层医疗卫生机构的分工协作机制，是缓解"看病难、看病贵"问题的有效途径和突破口。

1.1.1.6　城市医疗卫生体系存在系列问题

截至2012年年底，我国城市医疗卫生体系存在系列问题，譬如各级医院职责不够明确，双向转诊机制推行不力，缺乏双向转诊公共平台，也没有引导患者小病、慢病去社区医院，大病、危重病和疑难病到大医院的明确机制。大医院和社区医院在存在技术和服务差距的同时，它们之间还存在利益冲突和不信任。大医院一方面要保证患者转诊后能够得到连贯性的医疗服务，另一方面又不信任社区医院的医疗技术，担心会影响患者的进一步治疗；同时，还担心将患者转入社区医院后会影响医院的病源和收入。同样，社区医院由于资金短缺导致实际投入不足，造成与大医院服务和技术差距较大，从而存在病源严重不足的问题，社区医院为了增加收入也不愿意主动将患者转向大医院。但是，由于大医院和社区医院在硬件设施和软件服务支撑上的巨大差异，已经造成大医院人满为患、社区医院资源闲置的现象。这主要表现在大医院的门诊大厅人员爆满，挂号窗口排着长队，候诊区座无虚席，各诊室门前的小桌上早已放满病历。大医院医生面对如此多的患者，根本没有时间慢慢和患者交流，了解患者病情，也没有心情详细询问相关问题，开了药后就头也不抬地叫"下一个"。而在社区医院，由于患者不多，出现医生坐诊不看病，也无病可看的现象，导致医疗资源闲置的问题。

另外，国内关于医院绩效评价的研究起步比较晚，相关比较权威的研究结果也较少。实践中关于合作的绩效评价较少且不合理，绩效评价对象比较单一。当前，多侧重于对医院或社区卫生服务中心的绩效评价，侧重于对医院某一层面进行评价，或者以财务和经济效益评价居多，而对卫生服务的需求方、患者的满意度和反应性方面研究比较少。

1.1.1.7　社区卫生服务中心投入大、收益小，亟须与综合医院合作

在新医改政策的大环境下，各省市对加强建设社区卫生服务机构都很重视，在社区医疗服务领域投入巨大，效果却未达到预期。以北京市为例，2009年，北京市、区两级财政共投入约30亿元资金，实施了全市社区卫生服务机构标准化建设和基本设备配置，规划设计了社区卫生服务中心350个，社区卫生服务站2900多个。目前，虽然到社区卫生服务中心医疗就诊的患者有所增加，但是，社区居民仍不信任社区卫生服务中心，社区居民的主要就诊地点仍是大医院，大医院仍人满为患。社区卫生服务中心门可罗雀的现象在我国仍然普遍存在，其设备、人员处于事实上的相对闲置状态，政府巨额的投入效益并未达预期效果，医疗服务仍延续着"倒金字塔"型的特征（国内外经验表明，医疗服务需求是"金字塔"型，80%以上的小病、慢病都能够在基层社区医疗机构解决；而我国正好相反。）

在消耗了大量财政资金而社区医疗服务效益提升并不理想的情况下，各级政府寄希望于综合医院与社区卫生服务中心的合作，以提升社区卫生服务中心的医疗服务质量，提高社区居民的社区就诊意愿和满意度，分流大医院的患者，进而减轻大医院的诊疗压力，推进整体医疗服务系统的发展。然而，综合医院与社区卫生服务中心的合作现状堪忧，合作中存在着政策机制及利益冲突等问题。一方面，社区卫生服务中心存在人力资源不足（学历和职称偏低）、知识结构老化、医疗诊治水平较低、双向转诊难、绩效考核不到位、居民对社

区卫生服务机构普遍不信任、医疗服务质量及体制不健全等问题；另一方面，综合医院的合作积极性不高，其投入和补偿机制、提高医生积极性、分流患者意识等方面有待完善。此外，缺乏制度规范、经费保障和绩效考核等长效工作保障机制，尤其是缺乏对综合医院和社区卫生服务机构合作等方面相应科学的整体性指标评价体系，严重影响了综合医院和社区卫生服务中心的有效合作，阻碍了卫生服务质量的提升。因此，在现阶段，探讨城市综合医院和社区卫生服务中心之间的分级诊疗合作行为、合作模式、合作效果等问题，有利于提升医院和社区卫生服务中心的合作动力、合作意愿以及选择与现阶段医疗体系配套的合作模式。

1.1.2　问题提出

1.1.2.1　我国医疗服务发展面临管理"两难困境"

我国的医疗卫生服务体制已经经历了计划经济条件下政府主导医疗资源配置和经济转型期的市场主导医疗资源配置的商业化发展两个发展阶段。在第一个阶段，政府起着基础性和决定性的作用，我国政府致力于为群众提供公平、低价、优质的社会福利，逐步建立起了公费医疗、合作医疗和劳动保险为主要内容的医疗服务保障体系，并通过有效的制度安排，用3%的GDP投入基本满足了人民群众对基本医疗卫生服务的需求。但是，在计划经济体制下，医疗卫生服务强调公平、社会效益，忽视了效率和经济效益。这在微观上造成医疗机构管理无序、工作人员缺乏活力，主动性、积极性和创新动力不足；在中观层次表现为医院负担沉重、发展困难；宏观上表现为医疗资源短缺，"看病难、住院难、手术难"等问题凸显。整体上，显示出在计划经济条件下我国医疗卫生管理领域的"政府失灵"。

针对医疗卫生服务计划经济条件下出现的"政府失灵"问题，20世纪70年代末，我国政府逐步启动了放权让利为主的市场化改革，逐步扩大了医院的人事、财务和经营的自主权。在利益驱动的医疗卫生服务市场化的导向下，医生的主动性、积极性被激发，医疗服务水平快速提高，医疗机构快速发展。但是，在逐步市场化的过程中，由于过于强调利益和效益，忽视了公平和社会效益，导致了微观上医生走穴、收红包、开大处方、乱开药方问题；中观上表现为大医院规模不断扩张但依然一号难求，小医院不断萎缩但依然资源闲置；宏观上表现为医疗费用暴涨、医患关系紧张，以及"看病难、看病贵"和"有病不医"等严重的管理乱象和社会问题。这些问题的出现属于典型的"市场失灵"。

"政府失灵"和"市场失灵"是管理领域的"两难困境"。如何破解"两难困境"是经历过"政府失灵"和"市场失灵"的实践后我国医疗改革面临的新任务，而推进城市综合医院与社区卫生服务中心分级诊疗合作可能是破解"两难困境"的突破点。

1.1.2.2　我国医疗服务由规模扩张进入到结构调整期

经过多年的努力，我国医疗卫生机构的规模和服务供给能力得到很大的发展和提升。特别是2000年以来，医院在市场化运作和竞争利益的驱动下，通过购置先进医疗设备、引进人才和规模扩张，实现了规模的快速扩张和医疗服务能力的大幅提升。伴随大医院的快速发展，基本医疗服务机构投入不足、自身发展能力不足的问题开始显现，引起政府的高度关注，开始出台发展基层医疗特别是城市社区卫生服务机构的政策措施。但由于政策措施力度不大，基层医疗发展处于缓慢状态，直到2006年中央出台了促进城市社区卫生服务中心发展的系列意见，并将社区卫生服务中心定位为基本医疗和卫生服务的网底，社区卫生服务中心才开始进入大发展的阶段。从医疗服务发展阶段的整体看，截至2012年年底，全国医疗卫生机构总数达950297个，全国卫生人员总数达911.9万人，每千人口医疗机构床位数4.24张，每千人口执业（助理）医师1.94人，每千人口注册护士1.85人，全国医院病床使用率90.1%。可见，目前我国医疗服务供给整体不足的局面已经得到很大的缓解，医疗服务供给和医疗服务需求整体处于基本平衡阶段。而在结构上，医院床位4161486张，占比为72.7%，基层医疗机构1324270张，占比为23.1%；医疗卫生人员中，医院493.7万人，占54.1%，基层医疗卫生机构343.7万人，占37.7%。病床使用率大医院都在90%以上，而一级医院近两年的使用率一直在50%左右。因此，我国医疗服务机构的规模扩张阶段已基本结束，正在进入结构调整和服务质量提升以及医疗服务由碎片化向系统化过渡的发展阶段。

在我国医疗服务发展的新阶段，2009年以国务院发布的《关于深化医疗体制改革的意见》和《2009—2011年深化医药卫生体制改革实施方案》为标志的"新医改"方案提出"完善以社区卫生服务为基础的新型城市医疗卫生服务体系"，基本体现了医疗服务机构间结构调整和提升医疗系统服务质量的核心思想。在随后制定的《"十二五"期间深化医药卫生体制改革规划暨实施方案的通知》和《卫生事业发展"十二五"规划》中再次强调了"优化医疗资源配置"和"医疗服务机构分工协作"的思想；并明确提出"每千常住人口医疗卫生机构床位数达到4张，原则上不再扩大公立医院规模"。显然，公立医院规模在政策上受到了限制，这说明政府认识到了我国医疗服务问题的关键并不是供给总量问题，而是医疗供给的结构和质量问题，并据此积极推动不同医疗机构间的合作，以求化解医疗服务的可及性、公平性，提高居民医疗服务的满意度。

1.1.2.3 医疗服务资源重心偏高，需要下沉基层

在我国的医疗卫生服务体系中，无论是医疗技术人员、医院床位，还是医疗设备等医疗资源，主要集中在城市公立医院。譬如，截至2012年年末，公立医院的床位数在医院床位中的占比是86.01%；医疗技术人员的占比为87.63%。在医疗资源高度集中的情况下，城市公立医院自然承担着医疗服务供给主体的角色。2012年，公立医院诊疗人次22.9亿人次，占医院诊疗总数的90.2%，民营医院诊疗2.5亿人次，占诊疗总数的9.8%。同期，公立医院入院人数11331万人，占医院入院人数总数的89.0%，民营医院1396万人，仅占医院入院人数总数的11.0%。同时，在医疗改革推进过程中，由于利益和效率引导的商业化运作，城市综合医院占据资源优势和能力优势，对患者具有较强的吸引力，致使患者不断向综合医院集中，促使医院规模不断扩张。而基层医疗机构受资源和能力的约束，服务水平相对较低，无法满足患者的需求，致使其发展缓慢。在市场化的利益和效率的驱动下，综合医院的快速扩张和基层医疗机构的发展趋缓，引致到大医院"看病难、看病贵"的同时，也造成了我国医疗服务重心

的不断上移，医疗卫生服务逐步偏离公平和公益性，群众急需的基本医疗服务无法得到满足的社会问题。

2009年启动的"新医改"明确了"坚持公共医疗卫生的公益性质"的指导思想和必须坚持的"四项原则"以及"为群众提供安全、有效、方便、价廉的医疗卫生服务"的总体目标，其核心思路是通过改革、完善医疗卫生服务体系，促使医疗服务重心下移，而医疗服务下移的具体措施和路径是推动城市综合医院与社区卫生服务合作。在城市综合医院与社区卫生服务中心分级诊疗合作方面，"新医改"前以及实施以来，全国各地不少地区已经也进行了前期的积极探索，产生具有一些代表性的模式，如院办院管模式、托管模式、兼并重组模式、联合体模式和对口支援模式等，但这些模式存在的共同问题是理论支撑不够，因而所有这些所谓的模式在实施过程中，有的医院运作比较成功，有的运作是虎头蛇尾，最后不了了之，几乎没有见到成效。因此，目前在医疗卫生领域，关于如何推动城市综合医院与社区卫生服务中心分级诊疗合作成为当前医疗卫生界面临的一个关键和焦点问题。

1.1.2.4　在医疗合作实践过程中出现的问题

（1）合作模式的选择缺乏理论支撑　合作是资源配置与优化的前提，目前，城市综合医院与社区卫生服务中心之间缺乏合作动力和积极性，在合作中行为策略的选择以及合作成本和效果无法预期，合作中冲突问题客观存在。为了提高整体医疗资源配置的效率，政府在推进双方合作以及选择科学的分级诊疗合作模式时，还缺乏理论依据，导致以紧密型和松散型为代表的合作模式效果不理想。为了提高政府决策的有效性，急需一整套合作理论作为支撑，从而提高合作的可行性、可能性和有效性。

（2）合作模式的探索缺乏优选与可复制性　我国各地综合医院积极响应新医改政策，经过政府和城市综合医院的共同努力，目前已探索出的分级诊疗合作模式主要包括以下五种：院办院管模式、托管模式、兼并重组模式、联合体模式和对口支援模式。这些模式各有利弊，在扭转"倒金字塔"型需求模式的道路上前进了一步，但是这些模式的合作必要性、政府政策支持力度、财政资金利用效率、合作效果、可持续发展、适用性等问题未得到清晰界定，从而影响了这些模式的优选与推广，进而影响了社区卫生服务中心快速发展。

（3）合作效果缺乏科学的评价体系　事实上，政府已经认识到上述问题的存在。然而，由于缺乏合理、科学的城市综合医院与社区卫生服务中心合作和效果的绩效评价体系，致使这些问题的解决因没有足够的具有说服力的依据而存在困境。当前，对城市综合医院与社区卫生服务中心合作和效果的评价，多侧重于对医院或对社区卫生服务中心的绩效评价，侧重于对医院某一层面的评价，如以质量安全或经济效益评价为主；而对卫生服务的需求方的评价，如满意度评价等较少。这些局部性的评价体系，导致各地综合医院与社区卫生服务中心的分级诊疗合作往往仅从一个侧面或者一个角度开展，不利于政府相关部门系统全面考核各地区这些合作和效果，对政府的后期支持决策造成困难。

（4）优选合作模式缺乏规模效应　各城市综合医院往往仅与2～3家社区卫生服务中心保持着一般合作，很大一部分社区卫生服务中心实质上游离于合作之外，从而难以发挥各合作模式的规模效应。因此，探索城市综合医院与社区卫生服务中心分级诊疗合作模式"复制条件"，以及一家医院与多少社区卫生服务中心合作才能更好地发挥其规模效应，是当前医院与社区卫生服务中心合作所面临的需要解决的重要问题。

建立我国城市综合医院和社区卫生服务中心分级诊疗合作的评价指标体系，既是开展社区卫生服务评价工作的前提，也是进行质量控制的重要依据。因此，建立科学的评价指标体系，加强城市综合医院与社区卫生服务中心分级诊疗合作的科学化、标准化、规范化管理，是进一步推动合作、规范社区卫生服务、提高社区卫生服务质量的关键。然而，截至2012年年底，统一的评价标准的缺乏严重影响了我国社区卫生服务质量的提高，因此，建立一套综合性的评价指标体系，对现行的城市综合医院和社区卫生服务的合作效果进行系统全面的评价已成为当务之急。

基于上述分析，在医疗资源稀缺，且城市综合医院与社区卫生服务中心职能不对等的情况下，如何提高城市综合医院与社区卫生服务中心之间的分级诊疗合作意愿，探讨有利于双方发展以及提高老百姓看病满意度的有效合作模式，对于解决上述问题有重要的实践价值和理论意义。因此，本书将主要研究城市综合医院与社区卫生服务中心之间的分级诊疗合作基础、合作条件、合作模式、合作效果以及模式选择等与合作模式相关的问题。

1.1.3　研究意义

按照我国医疗供给侧改革的新要求，结合我国医疗卫生服务体系的发展现状、存在问题及城市已有的分级诊疗合作模式和积累的初步经验，应用合作理论与冲突理论的思想，采用非对称合作博弈、F-H及DEA等分析方法，探讨影响分级诊疗合作及模式选择的因素和条件，并结合实证研究对不同合作模式的效果进行评价，最后给出了分级诊疗合作模式选择的建议以及医疗联合体模式发展的对策，为我国医疗供给侧改革提供理论支持和政策参考。其理论和实践意义表现如下。

1.1.3.1　理论意义

（1）城市综合医院属于不同层级和职能的组织，研究其合作模式属于跨组织合作，对于推进不同层次间的组织合作、明确合作机制、提高合作绩效等方面均具有丰富的理论内涵和意义。

（2）探求不同层级间分级诊疗合作模式科学的评价方式。目前，城市综合医院和社区卫生服务中心存在着五种不同的合作模式，五种模式的绩效不同，需要一套科学合理的评价体系来评价。本书通过合作模式研究，探求不同模式下共同的评价指标体系，将不同的合作模式统一到一套完整的评价体系中，直观地显现不同合作模式的合作效果。

（3）从学者的角度而不是政府的角度设立指标体系及评价方法，更具有客观性和公正性。现有的评价方式大多采取被动评价的方法，各地的考核方法大同小异，大多是由政府或是上级主管单位到现场考核，考核的随意性很大，不利于客观、公正地评价城市综合医院和社区卫生服务中心的合作效果。从学者的角度建立一套完整的考核体系，站在第三方的角度，保证了评价指标选取的客观公正。

1.1.3.2　实践意义

（1）将管理科学与工程中先进的绩效评价方法引入公共卫生服务绩效评价领域，有利于提升公共卫生管理学科的科学性。目前对城市综合医院和社区卫生服务中心分级诊疗合作效果的研究比较薄弱，现有的研究大多关注医院或者社区单个方面；指标选取或仅仅重视数量型指标，忽视质量型指标；在评价指标的选取、权重的确定上不够完善，存在着很大的人为性等。运用管理科学的方法，可以将定性和定量分析有机地结合起来，既能够充分体现评价因素和评价过程的模糊性，又可以突出重要因素的作用和各因素之间的相对重要程度，尽量减少个人主观臆断所带来的弊端，评价结果更可信。

（2）为相关部门制定相关的绩效评价标准提供可供借鉴的理论成果。通过建立绩效评价模型，政府相关部门可以清晰地看出各地综合医院与社区卫生服务中心合作效果的优劣以及资源的投入产出比，为促进城市综合医院和社区卫生服务中心有机结合，促进社区卫生服务中心快速发展，提高我国医疗卫生服务水平提供决策依据。

（3）通过问卷调查、专家访谈与实证研究，分析目前综合医院与社区卫生服务中心之间不同的分级诊疗合作模式其合作效果，提出医疗联合体在目前医改阶段其发展的适用性和有效性，并给出医疗联合体模式发展的对策建议，一方面为落实十八大后提出的推进医疗供给侧改革的分级诊疗合作模式（如医疗联合体建设等）提供理论支持与实践参考；另一方面通过北京市综合医院与社区卫生服务中心之间分级诊疗合作模式的实证研究（截至2014年年底），总结经验发现问题，为北京乃至全国其他城市分级诊疗合作模式的选择与推进提供示范。

1.2 研究现状及评述

1.2.1 国内分级诊疗研究现状

在我国，社区卫生服务中心是医疗卫生服务体系的基层单位，大力发展社区卫生服务中心是缓解"看病难、看病贵"，完善我国医疗卫生服务体系的关键环节。新中国成立初期到改革开放前，我国政府在经济发展落后、实力不足的情况下，通过培养农村赤脚医生、设立公立医院和卫生所的方式逐步完善了我国的基本医疗卫生服务体系，对改善我国居民健康和提供基本医疗服务发挥了积极的作用。改革开放初期农村合作医疗走向衰落，功能弱化；城市基层医疗机构与主办单位分离，在市场化机制下处于自生自灭的状态，基本医疗服务功能不断退化，"守门人"职责几乎丧失，群众"看病难、看病贵"问题开始显现。1985年，政府启动医疗卫生体制改革进程，城市专科医院和大医院优势得到强化，发展迅速，基层医疗机构发展缓慢、甚至出现萎缩，医疗资源整体进一步向上集中，出现了大医院规模不断扩张，患者和住院患者激增，而基层医疗机构患者不足，医疗机构闲置的医疗资源配置失衡和"看病难、看病贵"共存的恶性循环的局面。针对我国医疗服务体制出现的问题，1997年，我国就已经提出了发展社区卫生服务中心的要求，但一直进展不大，直到2006年，国务院《关于发展城市社区卫生服务的指导意见》发布后，社区卫生服务中心的发展才开始进入了快车道，特别是以2009年为标志的"新医改"启动以来，各级政府特别是医疗卫生部门加深了对社区卫生服务中心发展重要性的认识，社区卫生服务中心的发展正式进入了加速发展阶段。政府出台的鼓励和支持基层医疗机构，特别是社区卫生服务中心发展的政策和措施，意在通过发展社区卫生服务中心逐步形成医疗资源配置合理、分工协作、有序就医的医疗卫生服务体系。在国家政策和措施的推动下，我国的社区卫生服务中心有了一定的发展，其存在的问题也引起了医疗卫生领域专家和学者的关注，并予以不断的研究，提出了相应的观点和看法。下面对专家和学者的相关研究成果综述如下。

1.2.1.1　在社区卫生服务中心面临的患者和服务对象方面

2010年，陈秋雯等[1]通过对社区卫生服务中心住院患者现状的分析，得出了社区卫生服务中心全科病房主要服务的对象是老年患者，具有一体多病、多种疾病共存特点，并且呼吸系统及心、脑血管疾病是住院的主要疾病。依据社区卫生服务中心主要是老年患者的特点，提出中心全科病房应保留且向老年病房发展的建议。依据患者一体多病的特点，提出提供全方位综合性医疗服务、中心病房与家庭病房无缝链式连接、提高医疗风险管理能力和建立健全医疗质量评价体系的对策建议。

1.2.1.2 在居民对社区卫生服务中心的满意度方面

2011年，袁毅[2]通过对上海外滩居民对社区卫生服务中心医师满意度的调查和分析发现，72.91%的居民对社区卫生服务中心的医师持认可态度，在各项满意度指标中，满意度由高到低的顺序分别是服务态度（89.35%）、解释与交流（74.52%）、医师技术（64.63%）、治疗效果（63.12%）。并提出社区卫生服务中心要提高自己的服务标准，能够向居民提供连续、优质、全方位的医疗服务；要不断更新、提高医疗技术，提高整体医疗服务水平；要培养全科医师队伍，提高社区卫生服务中心整体素质，增强可持续发展能力；要改变服务模式和服务方法，积极主动向患者提供医疗服务的观点和建议。王自明等[3]通过对北京朝阳区将台路患者的调查分析，得出被调查者对社区卫生服务中心（或站）"非常满意"和"很满意"的比例接近50%，"比较满意"的比例接近40%，"不太满意"和"非常不满意"不足10%，总体满意度水平较高。刘小平等[4]，张亚兰和贾晓佳[5]以及范群等[6]专家学者分别对北京市居民和南京市居民进行调查研究得到的满意度结果也基本相近。这说明社区卫生服务中心已经得到患者的初步认可，应大力发展社区卫生服务中心。

1.2.1.3 在社区卫生服务中心从业人员满意度方面

2012年，顾文娟等[7]以上海杨浦区某社区卫生服务中心的从业人员为研究对象，通过问卷调查分析，得出社区卫生服务从业人员满意度一般（均值3.28分），8个满意度指标构成中，薪酬福利、社会支持及工作环境满意度最低，人际关系、领导和绩效考核满意度较高；在个体满意度方面存在差异，工作在一线的骨干和中坚力量满意度最低。马亚楠和何钦成[8]对沈阳郊区社区卫生服务中心职工满意度的评价结果是月收入<300元者和从事本专业时间15年者为低满意度群体。以上研究结果表明，社区卫生服务中心从业人员特别是骨干力量的待遇偏低，需要提高他们的待遇，通过从业人员对工作的认同来提高社区卫生服务中心工作质量和居民对社区医疗服务的认同尤为必要和紧迫。

1.2.1.4　在社区卫生服务中心发展和存在的问题方面

杜雪平等[9]在北京以复兴医院及其合作的月坛社区卫生服务中心和社区居民为对象，调查发现社区卫生服务中心门诊量逐渐上升，同期复兴医院门诊量下降，居民的就医模式也已发生改变，从而得出通过社区卫生服务中心与三级医院合作来改变患者的就医模式是有效可行的结论。黄文杰等[10]通过对广州社区卫生服务的调查，得出广州社区卫生服务中心服务网络初步建成，但业务用房未达要求，高学历、技术职称人员和公共卫生服务人次的比例低的结论。潘琴等[11]对上海金山区社区卫生服务中心的人力资源分析结论是"社区卫生服务中心缺乏高素质人才，呈现低学历、低职称，公共卫生医师、药剂师、康复医师紧缺"的状态。刘青等[12]通过对社区卫生服务中心的设施设备配置现状的调查分析发现：大部分社区卫生服务中心用房面积不充足，不能保障其基础功能的实现；73.3%的服务中心设置了全诊科室，但受科室设置限制或者受医生专业范围限制，目前的全科诊室保留了原来的专科分工，全科科室设置要求名不副实，急诊室设置率较低（8.9%）；政府举办的社区卫生服务中心设施设备有较大的改善，但依然存在设备陈旧老化问题。王梅[13]认为当前社区卫生服务中心面临的主要问题是高素质的医护人员不足、必要的设施设备不够、医疗服务质量不高、政府投入机制不健全和缺乏科学的考核评价机制。鲍勇等[14]通过对不同类型社区卫生服务中心运营与服务状况进行比较分析，发现具有中医特色的社区卫生服务中心具有财政补助不高，但是服务提供和利用好，人均住院费用降低的特点。张雷鞭[15]认为我国城市医疗服务中心目前存在的问题主要是卫生服务资源配置差异大、配置效率低和配置结构不合理。刘均和相琼[16]认为社区卫生服务存在的主要问题是社区医疗服务功能缺失、与基本医疗保险结合程度低、配套措施不完善以及医疗服务与卫生体系分离等。以上专家和学者分别从社区卫生服务中心的服务对象和职能、居民的满意度、从业人员的满意度以及社区卫生整体发展的视角，采用实证或者理论分析的方法论述了我国近几年社区卫生服务中心的发展情况，揭示了社区卫生服务中心在发展过程中取得的成绩和面临的问题，为社区卫生服务中心进一步的健康发展提出了很好的意见和建议。

1.2.1.5　在社区卫生服务中心与医院合作的模式方面

李世惠[17]从医院与社区卫生服务中心双向转诊运行的角度，将其分为合约模式、预约模式、流程模式和互访模式四种。2008年，陈航等[18]从医院与社区卫生服务中心合作形式的角度，将其分为直办模式、兼并模式、托管模式、联合模式和对口支援五种模式。陈璞和陶红兵[19]从隶属关系和双向转诊的角度，将社区卫生服务中心与医院的关系划分为政府主导模式、管办分离模式、院办院管模式和互动模式。张静等[20]依据转诊协作的方式，将医院与社区卫生服务中心合作的模式分为对口协议、网络视频转会诊和专家合作转会诊三种。刘军卫等[21]依据医院与社区卫生服务中心合作转诊的形式，将其分为合作协议模式和委托管理模式两类。2010年，任益炯等[22]认为组建医疗集团是解决社区医院技术力量薄弱、经济利益差和服务品牌的好办法。事实上，不同合作模式各有利弊，适合不同地区探索。在一定时期内我国医院和社区卫生服务机构双向转诊的不同模式需要同时存在。现实中，国内社区卫生服务发展在区域上，具有代表性的院办院管模式主要以北京（首钢医院、复兴医院）、深圳和大庆发展方式为代表；托管模式主要以上海、武汉、唐山为代表；而对口支援模式主要以北京、南京和天津为代表；而以利益为导向的松散型合作模式还没有典型的区域性特征。

1.2.1.6　城市综合医院与社区卫生服务中心合作可行性研究

理论上，城市综合医院与社区卫生服务中心开展合作有利于提升社区医疗服务中心的医疗技术水平和基本医疗卫生服务的能力，有利于医疗资源的优化配置，有利于引导患者有序就医，缓解"看病难"和"看病贵"问题，有利于医疗机构形成定位明确、分工协作的医疗卫生服务体系。我国医疗领域的一些专家、学者结合实践中的经验对城市综合医院与社区卫生服务中心合作可行性进行了探索研究。杜乐勋[23]通过调查统计，发现在三级医院接诊的门诊患者中，可以分流到社区医疗机构的患者占总数的65%；三级医院接诊的住院患者可以分流到社区医疗机构的患者占总数的77%。林崇健等[24]认为，我国城市原有的三级医疗网络保障机制不复存在以及患者享有自主择医新机制，已经致使城市原有的三级医疗网络的发展严重失衡、趋于崩溃，进而从政策背景、医疗服务的公益性和"看病难、看病贵"的现状分析了构建新型医疗服务网络的必要性，并进一步从国外经验、城市公立医院的责任和发展需求以及社区卫生生存与发展的角度论证了构建新兴城市医疗服务网络的可行性。孔抗美[25]在介绍汕头大学附属第二医院直接开展社区卫生服务工作的做法和经验的基础上，总结了依托三级医院开展社区卫生服务的人力、技术、设备、场地等资源优势，以此为依托可以为居民提供有效、快捷、方便、超值的服务，也可以提高医院的知名度，产生无形的经济效益和社会效益。他们认为在目前我国三级卫生网络不健全的情况下，依托三级医院开展社区卫生服务工作是一项可行的补偿措施。刘贞等[26]构建了城市综合医院与社区卫生服务中心之间的互动模式，主要包括互动网络、互动内容、互动过程和支持系统。他们认为以双向转诊为纽带的互动模式有利于双方的共同发展，并能节约医疗资源和方便患者，是我国改革过渡期的一种有效、可行的补偿模式。刘旻和刘型刚[27]通过对二、三级综合医院支援社区卫生服务中的背景、方法和存在问题的分析以及提出的改进措施建议，阐述了二、三级医院与社区卫生服务中心结对共建，可以整合卫生医疗资源，交流医疗技术人才，畅通双向转诊，使社区居民能够享受到高质量的便利医疗服务的观点。姜平和韩磊[28]在简单介绍三级医院与社区卫生服务中心的定位、职能和分工以及结对的"直办"、"托管"、"兼并"、"联合"和"对口支援"模式的基础上，对三级医院与社区卫生服务中心合作的切入点从"人才培训与引进"、"建立信息共享平台"、"临床检查互认与共享"和"双向转诊"四个方面进行分析。他们认为三级医院与社区卫生服务中心结对合作、形成利益统一体后有利于调动社区医务人员的积极性，提高服务效率和居民的满意度。

1.2.1.7 城市综合医院与社区卫生服务中心不同合作模式的实践经验

在国家提出大力发展社区卫生服务中心以来，各地医院积极响应政府政策导向，各自依据自身的实际和特点开展了不同合作模式的实践和探索，初步形成了一些经验和观点。在"直办（院办院管）模式"方面，缑润平和朱延红[29]

总结了延安大学附属医院自2006年4月以来开办社区卫生服务中心的情况，总结出三级医院开办社区卫生服务中心具有的急救、人才、资源、转诊、健康教育、品牌和认可优势。对于院办院管模式，李菲[30]在通过对深圳龙岗区社区卫生服务中心调研发现，截至2007年6月底，已成立的117家都是医院举办，即"院办院管"模式。然后经过对"院办院管"模式运营情况和优劣势的分析，得出"院办院管"模式凸显了资源优势、管理优势、保障优势、转诊优势、服务优势，促进了社区卫生服务的良性运作；弊端在于，社区卫生服务与医院服务的理念相抵触；社区卫生服务受举办主体医院的等级水平的影响。对于集团一体化模式，姜艳等[31]总结介绍了组建形成大庆医疗集团及整合医疗资源，强化社区卫生服务中心管理，使社区卫生服务中心与医院之间由竞争形成互补的紧密一体化合作的"大庆模式"以及"大庆模式"的具体做法，取得了百姓满意、社区医护人员满意、大庆石油管理局满意和政府满意的"四满意"效果，说明了一体化连锁管理模式在大庆医疗集团得到了成功实践。对于托管模式，王健松等[32]对北京大学首钢医院与社区卫生服务中心的实践和探索做了总结，主要是利用三级医院的综合优势，构建新型的组织体系、打造人才"双向流动"的管理机制、建立"双向转诊"的绿色通道、强化社区慢病防治能力，进行了三级医院与社区卫生服务一体化建制，取得了较好的经济效益、社会效益和科研效益，得到了社会的认可。翁根龙和沈宇[33]对江苏吴江盛泽医院一体化管理实践一年后，该镇居民对一体化管理前后的反映做了调查分析，结果表明一体化管理后，包括首诊选择、双向转诊、健康档案、慢性病管理、妇幼保健、健康教育、社区康复、基本医疗、社区卫生认知度、社区卫生服务满意度等质量指标有明显提高，健康知识知晓率、健康行为形成率有显著提升。这表明以三级医院为支撑的医疗卫生服务一体化管理是实现有序就医和疾病防治的有效途径。

1.2.1.8　城市综合医院与社区卫生服务中心合作存在的问题研究

在近几年城市综合医院与社区卫生服务中心合作实践过程中也出现了一些问题，部分专家和学者对此也进行了研究和探讨。对于合作过程中出现的管理混乱问题，刘丹萍等[34]对四川省122家二级乙等及以上等级的大中型医院开展社区卫生服务的情况进行的分层随机抽样调查和分析显示，大中型医院开展的社区卫生服务存在不少问题，主要表现为管理混乱、没有收支记录的医院达到40%，服务内容偏重临床医疗，康复功能开展率较低，社区工作人员整体能力、素质较低，经济效益较差、整体处于亏损状态。对于合作过程中出现的"上转容易下转难问题"，杨柳和王健[35]通过统计调查发现，在城市大医院与社区卫生服务中心转诊机制中，急、危重及抢救患者社区上转率为100%，而术后或恢复期下转社区继续治疗的患者只占5%。杜一平和甘德春[36]基于2009年的实践，对三级甲等医院与县医院和三级甲等医院与社区间的转诊进行了比较分析发现，院—院间转诊存在"上转容易下转难"的问题，仅有38.1%的患者愿意下转到县医院或社区中心进行医疗康复，61.2%的患者因各种原因转失。他们经过访问调查认为下转难的主要原因是转院手续复杂、患者感受差异大、宣传动员不够、患者不理解。而在院—社区转诊模式中，转诊的成功率高达100%。因为社区医生可以通过健康网络平台将从三级甲等医院出院的患者纳入社区卫生中心管理，随时获取患者信息并上门跟踪随访。这样，将仅需康复治疗的患者转入社区既可以节约三甲医院的医疗资源，又可以使患者受到社区的关怀，提高患者对社区信任度，有利于建立良好的互动关系。据此，他们认为在网络健康平台支撑下的医院—社区转诊模式优于医院—医院间的转诊。俞晓利[37]认为造成医院与社区转诊过程中"上转容易下转难"问题的原因主要是"医疗机构间经济利益对立、患者的权利和大医院的顾虑、没有规范的转诊程序以及医保制度与转诊机制的不匹配"，并据此提出集团化运作、改革医保方式和规范转诊制度的建议。刘艳平[38]在阐释社区卫生服务中心与综合医院双向转诊具有降低医疗费用、节约医保基金，优化医疗资源配置、合理分流患者，明确医疗机构合理分工、加强医疗协作，发展社区医疗卫生、体现全科医生守门人特色职能的优势基础上，进一步对我国社区医疗机构与综合医院之间双向转诊存在的"转上容易转下难"、"社区技术水平低、居民不信任"以及"转诊机制不完善、监管缺失"问题及其产生的原因进行了分析。对于重医疗、轻公共服务问题，苏巧莲等[39]通过调研发现三甲医院办社区卫生服务中心在发挥三甲医院综合优势，提升社区卫生服务能力、声誉、首诊和双向转诊方面优势明显；但同时也存在着难以保全社区卫生服务公益性质，不利于社区"六位一体"功能发挥等问题。据此提出政府应在院办院管模式中承担起公共卫生部分的投入和监管责任。徐红芬[40]认为在对口支援中，无论是政府导向还是城市公立医院的性质上，支持社区发展都是城市公立医院的社会责任，帮扶社区既是城市医院优势发展的延伸，又是医疗资源实现共享的体现，而落实支援措施是对口支援能否有效的关键。另外，对于社区预约转诊运行，姚峥等[41]对首都医科大学宣武医院2007年以来与对口支援的2个辖区6个社区卫生服务中心开展的对口预约双向转诊的实践分析，发现对口转诊预约工作开展两年多来，虽然转诊预约数量有所上升，但占宣武医院预约就诊的比例较低。全院预约就诊比例由2010年的11.9%增至2011年的41%，但社区转诊预约不足1%。可见，目前还没有形成以社区转诊预约为主的就诊模式。

1.2.2 分级诊疗绩效评价研究现状

在综合医院与社区卫生服务中心合作绩效评价方面，对"综合医院与社区卫生服务中心分级诊疗合作绩效评价"进行研究且要有所突破，首先需要建立在对相关医疗卫生服务绩效评价的深入了解和不断积累的基础上。目前相关领域已有大量文献，主要集中于以下几个方面：一是关于绩效评价的对象；二是关于绩效评价的内容及其评价指标的选取；三是关于绩效评价的方法。

1.2.2.1 绩效评价的对象

国内外关于医疗卫生服务领域的绩效评价的研究虽然较多，但是主要侧重于对单一的医疗服务机构的绩效评价，即只评价社区卫生服务机构或综合医院，而鲜有对多种医疗卫生服务机构分级诊疗合作的绩效进行评价。这也反映出当前研究中存在的一个盲点。

国外在绩效评价方面的研究多集中于对单个医疗服务机构绩效评价、医疗保障支付制度的绩效及在不同产权制度下的医疗机构的绩效比较方面。在单个医疗服务机构绩效评价方面："诺贝尔奖"获得者美国学者肯尼斯·阿罗[42]指出了公立医院评估的特殊性；凯兰·沃尔什通过对医院绩效的研究，认为提升其绩效的途径主要有内部和外部两条；Long R[43]、Handler AS等[44]对社区医疗卫生服务的绩效及其合作模式进行了深入的探究。在对医疗保障支付制度的绩效评价方面：美国学者约斯特[45]整合了澳大利亚、加拿大、英国等八国的医疗保障支付制度，对其影响绩效的诸多方面进行了系统的介绍；许多学者（Bennett S 等[46]，Blumenthal D[47]，Vuorenkoski L 等[48]）还对采用"按人头付费""按服务付费""混合的工资与费用支付"等的支付方式进行了系统的绩效比较研究。而在对不同产权制度下的医疗机构绩效比较方面：有学者认为，医院避免营利性所有权形式是为了更好地获得公众的信任以及保障公众的利益；也有学者认为，私立非营利医院在美国的主导地位是因为其可以降低与消费者签订契约的成本；其他学者则对公立医院、私立营利性医院和私立非营利性医院的绩效进行了比较分析，观点各异：有的认为所有权形式对医院的绩效影响不大，有的则认为私立非营利性医院的绩效水平更高。

在国内研究方面，梁万年[49]、周俊安等[50]、郭清等[51]主要考虑了社区卫生服务绩效评价的内容，认为应从公平性、效率性等方面考察社区卫生服务；杨珺等[52]的《北京市社区卫生服务运行机制改革效果的定量评价》，王赛蘋等[53]的《城市社区全科医疗服务评估指标的研究》等则是对社区卫生服务某方面的绩效进行评价的典型。在综合医院的医疗卫生服务方面，游岚和蒲川[54]以重庆市为例，从经济效益和社会效益两个方面来评价公立医院；赵棣[55]则从产权改革的角度，阐释了产权制度对公立医院绩效的影响机制等。

1.2.2.2　绩效评价内容及其评价指标的选取

目前国内外对医疗卫生服务领域的绩效评价内容及其指标体系的构建还难以统一。但无论国外还是国内，国家层面或国际组织的绩效评价研究与实践，其涉及的内容范围更广泛、更全面，涵盖从成本、效果、公平到未来发展的方方面面，其指标的选取也更加全面和完整。而学者层面的绩效评价研究则更多集中于对国家层面或国际组织绩效评价内容及指标的再研究，以及对效率、公平或质量等单方面的绩效评价的研究。

（1）国外绩效评价内容及其评价指标的选取　国际上，国家层面的医疗卫生服务领域的绩效评研究和实践以世界卫生组织（WHO）及世界主要国家如美国、英国、日本、加拿大、澳大利亚等为典型代表。这些国际组织或国家均已形成一套用于实践的卫生服务绩效评价体系，其中有些评价指标体系较为健全，操作性也比较强，而另外一些则散见于不同的研究和项目中，尚未形成体系。

2000年6月，WHO发布了《2000年世界卫生报告——卫生系统：改进绩效》，提出了卫生系统绩效评价的基本理论和评价体系。报告认为卫生系统绩效就是卫生系统的3个总目标：人群总的健康水平（good health）、卫生系统反应性（responsiveness）和筹资公平性（fairness of financing）的实现程度，并且应该通过5个方面的指标进行衡量，即健康期望寿命、健康平等指数、反应性水平指数、反应性平等指数和筹资公平性指数。此次报告为世界各国的卫生服务绩效评价提供了有重要借鉴意义的参考。

美国公共卫生学会早在20世纪80年代就提出了卫生服务绩效评价的内涵，认为卫生服务绩效评价是指判断预定目标取得的数量、进展和价值的过程。据此，卫生服务评价至少应该包括五个方面的内容：① 制定卫生目标，评价的指标应该明确反映出卫生工作的目标，对卫生工作目标的实现程度进行评价，因此评价的基本前提就是制定卫生目标；② 阐明目标取得的进展，即卫生服务评价应该阐明卫生服务工作目标的实现情况；③ 测量与判断目标取得的效果，这是卫生服务评价的基本职能；④ 衡量达到目标取得的社会效益和经济效益，卫生服务评价应该能衡量其目标实现所能带来的社会和经济效益；⑤ 通过卫生服务评价对今后的工作提出建议。通过评价对现有卫生事业计划和管理提出改进措施，是卫生服务评价的重要目的[56]。

1983年，英国卫生与社会保障部开始资助专家研究探索卫生绩效评估方案。英国国家健康与临床优化研究院（NICE）提出的公共卫生绩效评价框架，认为公众健康受到多种影响因素的共同作用，包括人口、组织、环境、社会等维度[57]。

加拿大卫生系统的绩效是加拿大卫生信息路标行动指标框架（Canadian health information roadmap initiative indicators framework）[58]的一部分，这个框架用以回答两个问题：加拿大人的健康如何，加拿大的卫生系统表现如何。路标行动是建立在人群健康模型的基础上，它将健康指标框架概念化为四个维度：健康状况、健康的非医学因素、卫生系统的绩效及社区和卫生系统的特征。

学者层面上，1973年，Barbara S[59]做出了开创性的研究，他首次提出了评价各种医疗保健机构的工作结构、过程与结果的工作模式，这也标志着国外对社区卫生服务工作成就与工作程度评价的开始。之后，许多学者的研究主要是针对国家层面的绩效评价内容及其指标的选取进行的再研究：Musgrove P[60]认为WHO测量的指标因为没有反映卫生需求和对卫生保健与服务的利用，因此对测量并不敏感，并且对WHO卫生系统绩效评价理论框架、数据和排序提出了疑问；Nord E[61]也对2000年的WHO报告进行了研究，认为由于各国的国情、处于的历史发展阶段不同，因此，WHO对所有的国家应用一套相同的评价指标是不合理的，各地应该因地制宜，建立符合自己国情的评价指标；美国学者Tumoek BJ和Handler AS在美国公共卫生学会提出的评价内涵的基础上，提出了一个概念性框架，认为可以将整个系统分为全国、地区、社区内部3个层次，将持续性质量改善模式中的结构、过程、产出和结果与系统监测联系在一起[62]；Martine-Misener R等在研究中总结了英国政府对医疗系统的绩效，由议会决定每年在各个行业的专家库中抽调部分人员组成考核评估组，召集社区卫生服务机构的员工、患者、患者家属、周边单位及社会各界人士等，召开各种座谈会，对社区卫生服务机构的舒适度、医护人员的服务态度、临床效果等情况进行详细而周密的调查了解，其评价指标比较精炼，包括可获得性、可接受性、有效性、效率等[63]；Paula A等认为加拿大社区卫生与初级卫生保健是密不可分的，而初级卫生保健的评价主要从有效性、效率、可及性、质量和反应性等几个方面进行评价[64]。

（2）国内绩效评价内容及其评价指标的选取　我国对于卫生服务绩效的评价起步较晚，目前，对于综合医院参与社区卫生合作的评价指标体系的研究成果相对较少，没有系统分析评价的方法、内容和标准。

在国家层面上，2004年，政府相关文件出台，为我国社区卫生服务绩效评价提供了思路。2004年，我国卫生部下发了创建全国社区卫生服务示范区活动的通知，从五个方面提出了示范区评估参考标准，启动了我国对区域层面的社区卫生服务绩效评价的实践工作。该标准包括贯彻落实社区卫生服务的方针政策、健全社区卫生服务网络、提高社区卫生服务队伍建设、实现社区卫生服务的主要功能、严格社区卫生服务的监督管理等方面内容。

2005年，卫生部《关于2005年城市社区卫生服务发展目标的意见》文件精神，在卫生部基妇司社区卫生处的直接领导下，先后召开3次专家咨询会，广泛征求卫生行政部门、社区卫生基层工作者意见，初步提出"中国城市2005年社区卫生服务评价指标"。评价指标共4类12项，包括建立和完善社区卫生服务政策体系、健全社区卫生服务网络、建立和培训社区卫生服务队伍、基本实现社区卫生服务功能等四类一级指标，社区卫生服务中心（站）综合设施合格率、社区卫生服务人群覆盖率、健全的双向转诊制度的比例、社区居民满意率等12项具体指标。

而在学者层面，对医院与社区卫生服务机构合作绩效的评价已有所探索，如《三级医院办社区医疗双向转诊效果评价》[65]、《双向转诊考核评价指标体系研究》[66]等，但这些研究成果主要对综合医院与社区卫生服务中心合作的一个方面——双向转诊进行评价，其评价指标主要有投入指标、过程指标、结果指标三大一级指标，以及医保政策、经济性、安全性、有效性、信息共享情况等十个二级指标。邓旭林在其博士论文《医科院校及其附属医院参与社区卫生建设的模式和评价指标体系研究》中建立了"医科院校及其附属医院参与社区卫生建设模式的评价指标体系"，其中：一级指标包括4个，分别是人才培养、技术水平、服务能力和满意度；二级指标13个，三级指标有27个。该指标体系旨在引导、支持和管理医科院校及其附属医院参与社区卫生建设，提高其效率和效益，为居民的健康做出最大的贡献[67]；但该研究属于对医院与社区卫生服务中心合作的典型情况的研究，其经验推广的价值相对有限。

与国外情况类似，大部分的绩效评价内容及指标的研究仍然集中于某一医疗服务机构。段桂敏[68]从利益相关者角度，即员工、患者、债权人、社区、政府等五个方面，基于利益相关者理论，建立了公立医院社会绩效评价体系，并且结合公立医院的特点，初步确定了各维度的评价指标体系。梁万年[69]于1999年9月至2000年12月间利用Delphi专家咨询法建立了一套中国城市社区卫生服务的评价指标体系，该评价指标体系共126项指标，其中一级指标5项，二级指标32项，三级指标89项，并在社区中对指标的实践性和可行性进行了检验。陈瑞安等[70]运用PBHSO法（其中P代表政策、B代表基础建设、H代表人力、S代表服务、O代表产出），构建了"政策支持—网络建设—人力资源—服务功能"的框架，设立社区卫生服务中心的评价指标体系。马起龙和尹文强[71]在《我国社区卫生服务综合评价研究现状及展望》中介绍了用平衡计分卡建立评价指标体系的方法，说明在企业中成熟运用的管理方法也被借鉴并运用到了社区卫生服务评价领域中。周俊安等[72]所做的《深圳市社区卫生服务绩效评价概述》，以世界卫生组织倡导的绩效评价理论为依据，通过对深圳市社区卫生服务发展历史的回顾，指出其评价指标略欠可操作性，社区卫生服务绩效评价指标体系往往缺乏系统性，只是单纯的就某一个维度进行评价，而不是对整个社区卫生服务系统的评价。

1.2.2.3 绩效评价的方法

随着绩效评价理论的发展和公共卫生部门的不断改革，公共卫生领域绩效评价的方法也在不断创新。同时结合相应的评价目的，形成了不同的评价方法体系。目前我国对社区卫生服务质量的评价体系尚未真正建立，随着国家对医疗质量的日益重视，一些地区开始初步探索社区卫生服务绩效考核机制，当前一般分为两层，一层是政府（卫生行政部门）对社区卫生服务机构的考核，另一层是机构对工作人员的绩效考核。综合文献可知，常用的评价方法有以下几种。

苏海军[73]在其博士学位论文《我国公共卫生服务体系绩效评价指标体系研究》中，确定了投入—产出—结果三个维度构建的三级指标体系，具体包括：3个一级指标，12个二级指标和25个三级指标，利用**层次分析法**确定了指标的权重系数，并应用26个省份2008年度的数据对指标体系进行了实证研究，根据研究所设计的指标体系得出了样本省份的公共卫生服务体系绩效值，并进行了排序，并且认为在当时的绩效评价指标体系框架下，公共卫生服务的绩效的主要影响因素是投入。叶茂[74]在《应用层次分析法评价医院临床科室的综合绩效》一文中，也运用层次分析法对上海某综合性医院10个临床科室综合绩效进行评价，建立医院临床科室综合绩效评价的指标体系，并通过不同临床科室综合绩效的比较，分析影响综合绩效的因素，提出提高临床科室工作绩效的建议和对策。层次分析法作为在研究合作绩效的主流方法，简单实用，所需的定量数据少，但是因为不能直观地显现出综合医院和社区卫生服务中心分级诊疗合作的问题所在，当选取的指标多时指标的权重难以确定，特征值和特征向量的精确求法比较复杂。此外，层次分析法也存在着定量数据少、定性成分多、不能使人信服的问题。

沈林等[75]在《社区公共卫生服务绩效评价指标体系研究》一文中，采用信函的方式进行两轮**德尔菲专家咨询**，请专家对拟订的指标做出评价和提供修改建议。根据专家咨询结果选择指标，计算指标权重，确定社区公共卫生服务绩效评价指标体系。**专家打分法**的主要缺点在于主观性和随意性大，在各个领域的滥用使其丧失了创新性，但是不失为一种辅助决策的好方法。

沈民中[76]在《社区公共卫生服务绩效评价指标体系研究》一文中通过**回顾性分析**对2010年1月至2010年6月江苏省苏州市吴中经济开发区越溪社区公共卫生服务项目的实施情况及绩效情况，综合相关文献，根据经验找出一些评价指标，建立了社区公共卫生服务绩效评价指标体系，记录社区公共卫生服务项目实施及绩效指标相关数据。他认为现阶段政府对社区公共卫生的资金投入还需要提高。

方鹏骞等在《TOPSIS法在医院绩效评价中的应用》[77]一文中运用**TOPSIS方法**对2002年襄樊铁路医院住院部各临床科室的绩效进行了综合评价，准确客观地评价各住院部，避免了以往的**检查评分法**的主观因素的影响，结论直观，有说服力。TOPSIS法虽然排除了主观因素的影响，提高了评价的准确性，但是在选取最优和最劣指标上存在着相当大的困难，这困难在本书的研究中更加明显，因为国情、地理位置等客观原因，我们难以寻求全球范围内的最优合作模式。

王芳[78]在其论文《社区卫生服务绩效评价指标体系研究》中在对湖北省12个行政区的社区卫生服务绩效进行评价的基础上，检验指标体系内部的信度、结构效度和区分效度。并通过样本聚类，将12个行政区可分为好、中、差3类。

1.2.3 分级诊疗合作模式现状

1.2.3.1 英国

英国实行的是国家卫生服务制度。20世纪90年代中期，英国卫生管理部门为了推动医疗机构间的竞争、提高医疗效率、降低医疗服务成本、提高医务人员的积极性，**采取了医疗服务提供和医疗服务购买分离的全科医生制度**。政府通过战略性购买和预算性质的绩效促进**医疗机构自主组合医疗集团**。**英国是第一个实行医疗服务提供和购买相分离的国家**。目前，英国共有303个代表患者向医院托拉斯购买服务的初级保健小组或初级保健团体。他们每年从政府获得固定预算拨款，主要任务就是注重预防保健服务，减少不必要的开支，并努力使更多的医疗服务、甚至专科服务在初级保健和社区解决。

医疗服务机构也联合组建医疗机构联合体或托拉斯，目的在于减少行政管理部门和行政人员，统一服务和管理标准，改善服务流程，并将后勤外包给私人公司。医疗联合体内部通过合作和服务协同提高经营效率。医疗联合体的管理机构是理事会，理事会成员必须有相关利益方的代表，在组织上保证医疗联合体的运营能够反映社会公益性。如1994年成立的伦敦Smith医院集团包括Smith、Charlotte、Akita和Clause医院，是伦敦西部规模最大的一家。Smith是英格兰最大的教学医院，主要提供专科和急诊服务，接受来自整个英格兰的转诊患者和世界各地的特殊病例，在国际上享有盛誉。Clause是地区性三级医院，主要提供专科和急诊服务，在当地拥有相当的声誉。Charlotte和Akita分别是二级和一级医疗机构，提供门诊、住院和家庭医疗等服务，并与基层医疗机构签订转诊合同。

在合作方式上，Smith对Clause采用的是联合、股份分享的形式；对Charlotte和Akita采用的是控股形式。医疗集团成立后对四家医院的管理部门进行了合并，简化行政管理人员，并将后勤服务外包。尽可能与服务购买者签订更多的服务合同，改进服务流程和服务方式，提高购买者的满意度，维护医院的信誉。由各科室和管理部门自下而上制定计划，最后形成集团总的管理计划。计划强调购买者的签约数量，以保证集团效益的稳定增长。年末进行财务核算、测算利润，按股份比例分红，并确定第二年度的预算。医疗集团的运行结果表明医疗服务效率明显提高，患者满意度大幅上升。

1.2.3.2　美国

美国是典型的建立在市场经济基础上的管理保健卫生服务体制。自从HMO（Health Maintence Organization，即健康维护组织）模式推出后，住院费用支出受到严格限制。如果医院设置床位多、雇佣人员多、消耗大，费用开支就大，成本就高。这促使医院减少床位、缩短患者住院天数，尽可能减少人员，降低运营成本。一些规模较小或经营不善的医院或者倒闭，或者被优势医院兼并和购买，呈现集团化、规模化的趋势，形成了医疗服务集团。很多美国大医院允许住院的条件是急诊、抢救和需要手术者；且平均住院天数不超过6天，康复和护理服务被分流到了集团内部的社区、康复医院或者家庭护理机构。另外，美国的住院费用非常高，每天至少300～500美元，有的高达3000～4000美元。

在按病种付费和管理式医疗控制成本的机制下，美国医疗服务市场的竞争趋向激烈，推动着医疗服务向规模化、集团化、区域一体化发展，形成了一些跨区域的医疗集团和以城市大型医院为核心，社区医院、康复医院、注册家庭护理机构为一体的区域医疗服务集团。美国医疗资源整合的动因是HMO模式在全国推行，迫使大医院不得不压缩成本，并与基层医疗机构形成联盟。

1.2.3.3 德国

德国的社区医疗服务主要是由私人开业诊所提供的门诊服务，医院一般不开设门诊，只提供住院服务。私人开业医生（家庭医生）既有全科医生，也有专科医生。98%以上的开业医生都与健康保险机构签订服务合同，其中部分医生专门为参加了商业保险的患者提供服务；部分开业医生与医院签订合同，其内容包括在医院里安置床位、建立双向转诊关系等。患者凭健康保险卡可以到任何与健康保险机构签订有服务合同的诊所就医，但必须先到开业医生诊所就诊，需要住院服务者，由开业医生出具证明转诊到医院，接受住院治疗[79]。

德国的一个重要特征是医院服务和门诊服务的分离，开业医生和仅限于提供住院服务的医院间存在明显的分隔，甚至两者间的分隔比任何国家都严格。德国医院补偿机制主要采用"双重补偿"（dual financing）的方法，即医院的投入成本和运营成本各有其补偿来源。德国的公平性很好，但是费用还是比较高，其改革重点是通过改革合同关系，将购买者的角色由被动的支付者变为寻找成本有效服务的主动谈判者来加强成本控制。

1.2.3.4　日本

日本的医院分公立医院、私立医院、大学附属医院、民间医院、慈善医院等，其中大部分是非营利性医院，由国家或地方政府投入建设，医院的投入70%来自于医疗保险和医疗保险的个人支付部分，30%来自政府的补贴，补贴主要用于大型医疗仪器设备的购置、建筑维修和弥补医院经营赤字等。日本实行居民患者自由就诊形式，一方面充分满足了患者的医疗服务需求，另一方面造成了大医院医疗服务拥挤的现象。日本大医院、中小医院、专科医院、诊所之间的合作能力差，大医院和中小医院及诊所之间、各医院之间职能划分不清，功能定位不准，没有形成合理的上下转诊机制，不能充分有效地利用卫生资源。日本正在探索医院门诊体制改革，参照英美等医疗卫生体系模式，将门诊部从医院中分离出来，成为独立诊所。

1.2.3.5　新加坡

新加坡的医疗卫生机构是政府办公立机构，在全国范围内按照区域划分为两大集团，即国立健保服务集团和新加坡保健服务集团，政府对两大集团拥有100%的所有权。每个集团下设一家高级医院、一家专科医院、几个区域性分片医院、几个国家专科中心和若干综合诊所。新加坡把医疗服务机构分为两层两级。上层是综合性、专业性的大医院，负责综合性医疗服务，公立医院居多，公立机构的业务量占80%。下层是社区医院和一般诊所，负责基础性保健服务，私立为主，私立机构的业务量占80%。为了激励居民首诊到社区，在结算方式给经社区转诊者优惠10%～20%，而直接到大医院首诊者则增加20%的费用支付。在大医院治疗的患者在病情稳定后一定要转入社区，否则后续费用的自付比例非常高。这也是采用经济手段的调节措施。另外，之所以成立两大医疗集团，是为了防治医疗垄断，在公立医院内部也引入了竞争机制，每个集团的下属机构均匀分布在新加坡整个区域，以便患者方便和择优就医。

1.2.3.6　中国香港地区

香港的医疗卫生服务机构由1990年成立的非政府部门性质的医院管理局

负责管理，卫生署负责管理公共卫生及港口卫生。医院管理局的权力机构是董事局，拥有独立管理所有公立医院的权力。目前，医院管理局下属公有公立医院40家，专科门诊48家，普通门诊78家，床位27700张，占全港床位的89%。香港居民的住院及专科服务提供主要是公立医院，政府通过医院管理局对公立医院补贴拨付，补贴率高达97%。医院的运营管理制度、人力资源、财务和薪酬待遇由医院管理局统一制定；后勤、衣物、仪器、药物等也由医院管理局统一采购供应。

2002年，医院管理局对医疗机构进行了整合，依据地域和人口情况把香港的医疗卫生服务划分为七个区。公立医疗服务机构形成了由诊所、康复医院和医疗中心组成的医疗服务网络。并且，每个医疗中心附近都有配套的1～2个康复中心。医疗服务区域通过总办事处形成统一架构，信息互通，医护人员在网络内和网络间统一调配。医院管理局卜还设有多个专业委员会以横向方式管理临床医疗服务，对专科服务的发展有建议权。

医院管理局积极发展临床信息技术，建立医院信息网络，提供诊断、处方药物、影像等数据供各公立医院的医生参考，并与私营医疗机构共享医疗信息。目前，所有香港公立医院已建立临床电子病案系统，为医务人员和患者提供了高效的诊疗信息共享。医院管理局还全面推动循证医疗制度，在新科技和药品准入前和临床运用中进行严格的审查制度。

1.2.3.7 中国台湾地区

在台湾地区的医疗服务供给体系中，政府负责医疗产业发展规划，引导和监管医疗卫生服务发展的方向，但不直接参与医疗机构的经营和管理。如台湾地区"行政院"对医疗产业发展规划提出了四大方针，即医疗机构质量提升、各类医事人员服务质量提升、发展信息产业和医疗服务国际化。

非营利的私营医疗集团作为医疗服务供给网络基础是台湾地区医疗服务供给体系的特色。这些私营的医疗集团如联新国际集团、彰化基督教医院系、荣民系、长庚系、慈济系、秀传系等实行企业化管理和运行机制，治理结构和积极机制完善，医疗设备和技术先进，推行人性化的服务，是台湾医疗服务体制的创新和变革的推动主体。而公立医院和其他社会性医疗服务机构，如荣军系、台大系和台北市立联合医院等在私营医疗机构的压力下，也开始采用现代董事会的治理模式和现代化的管理运营机制，医疗服务质量也得到了很快的提升。

医院收入的一半以上是门诊收入，以门诊服务为主是台湾医疗卫生服务体系的另一特色。在健保基金实行"总额预付制"的制度后，医疗成本的快速上升给医疗经营机构带来了普遍的压力。提高医疗服务质量和管理水平成为台湾医疗机构面临的重要问题。在20世纪90年代医疗机构就开始了重整组合，医疗机构逐步向大型化、集团化发展，管理与服务水平也快速提升。譬如长庚系规模不断扩大，服务范围和地域不断扩张，但其药品存货的价值一直没有超过3千万新台币。服务方式向"以患者为中心"和"流程完善"转变，如提供免费班车、延诊误诊餐点、感动贴心式服务等。为了提高患者的方便和舒适度以及提升服务效率，医院对诊疗流程和医疗服务各环节进行重整和再造，促进各环节的协作和协调，并与异业合作开发自费项目的"泛健康"项目。"泛健康"服务包括养生咨询、身心衡鉴、家庭咨商、健康管理、健检服务、特色服务（如赡养中心、护理之家、美容中心、抗衰老中心、长期照护事业等）。健保是医院生存的根本，而健康和自费项目则成为医院利润的来源。同时，为了压缩成本，医院后勤则实行外包策略。另外，营销也是台湾医疗服务的一大特色，整个医疗卫生服务体系都在跟踪和迎合市场的变化。

综上，目前先进的医疗卫生服务体系中，公立医院、私营医院以及诊所等医疗服务主体之间均因医疗服务的规模和成本压力，采取了多样化的合作模式，并进行新的探索。而我国（除香港和台湾地区外）目前的医疗卫生服务体系呈现出"倒金字塔"型格局，三级医院的就诊压力非常大，而社区卫生服务中心的分诊和提供基础保健的职责却没有充分发挥，使得综合医院和社区卫生服务中心之间没有形成合作的无缝对接，在一定程度上既浪费了医疗资源，减弱了资源配置和使用的效率，更重要的是阻碍了整个医疗卫生服务体系的发展和创新，因此在借鉴目前先进的医疗卫生服务体系建设经验以及医疗服务机构之间的有效的合作模式基础上，探讨在现阶段适合城市综合医院和社区卫生服务中心之间的有效合作模式，是促进当前医疗供给侧改革的重要组成部分。

1.2.4　研究评述

医疗卫生服务是集医疗、公共卫生、保健和药品供应于一体的服务体系，具有竞争和公益的双重属性。国内外的医疗卫生服务实践证明，医疗卫生服务的性质决定了单一的市场行为或政府提供均无法满足公平和效率的要求。因此，20世纪80年代以来，世界范围内的医疗改革呈现分层次、系统化和多元化的趋势。特别是进入新世纪以来，探求发展社区卫生服务模式成为一种趋势。我国的社区卫生服务起步于20世纪90年代，由于基础薄弱，再加上体制和机制的限制，发展比较缓慢。近几年来，随着新医改的大力推进，进入了快速发展阶段，但社区卫生服务中心如何发展，如何与综合医院进行分工合作在实践中依然是一个没有破解的难题。通过已有研究，得出木研究的空间在于：

第一，从理论上，探讨综合医院与社区卫生服务中心在分级诊疗合作过程中的行为特征与策略选择的还较少，例如：合作在理论上的可行性和可能性；合作中策略选择与冲突问题的解决；合作模式的界定以及分类标准等。

第二，从实践上，通过对综合医院与社区卫生服务中心分级诊疗合作模式的效果评价等探讨也比较少，已有研究多针对某一类医疗机构进行绩效评价，对综合医院与社区卫生服务中心作为整体系统的合作效果评价还较少，即综合医院作为社区卫生服务中心的投入主体，而社区卫生服务中心的产出作为整个合作系统发展的输出，从而体现合作的系统性和整体性。

综上，通过理论研究与国内外实践经验总结，提炼出我国城市综合医院与社区卫生服务中心双方的各类合作模式及特征，充分了解各合作模式的优势和劣势以及与其匹配的基础和条件，通过数学建模方法验证与实证分析研究现有不同合作模式的合作效果以及专家和社会对不同合作模式可行性的综合判断，一方面规划不同模式的发展阶段和适用范畴，另一方面探讨适合现阶段城市综合医院与社区卫生服务中心之间的分级诊疗合作模式，并给出分级诊疗模式推进意见和建议，这些内容是本研究的重点。

1.3 研究内容及技术路线

1.3.1 研究内容

在新医改和构建和谐健康医患关系以及建设健康中国大的政策和社会背景下，本研究针对"看病难、看病贵"以及医患满意度等供给侧改革等问题，以城市综合医院与社区卫生服务中心分级诊疗合作为切入点，对其已存在的分级诊疗五种合作模式及其各自的合作绩效进行系统研究。

（1）研究城市综合医院与社区卫生服务中心分级诊疗合作的必要性与可能性。

（2）推进综合医院与社区卫生服务中心分级诊疗合作的条件和影响因素。

（3）分析五种分级诊疗合作模式的优劣及其适用条件；在理论分析的基础上，构建合作绩效评价模型，进一步对五种模式下的合作绩效做出理论和实证比较分析，从而得出五种分级诊疗合作模式的优劣排序，选出与当前实际相符的较优合作模式。

（4）以北京的综合医院与社区卫生服务中心分级诊疗合作模式的典型案例验证理论和模型结论的正确性和适用性，为综合医院与社区卫生服务中心分级诊疗合作模式的选择和推广提供理论和实证经验支撑。

1.3.2 核心概念

（1）医院　医院（hospital）一词来源于拉丁文，原意是"客人"的意思。在最初设立时是供人避难，还备有休闲、娱乐节目，使来者舒适，有招待意图；后来，逐渐演变为收容和治疗患者的专门机构。当前，医院是指以向社会提供医疗和护理服务为主要目的的医疗机构。据此概念，医院应设有相应的门诊部，有正式的病房和一定数量的病床设施；设有药剂、检验、放射、手术及消毒供应等医技诊疗部门，且有基本的医疗设备；制定相应的规章制度，有专业的人员配备，能够履行为人们提供合格的诊疗、护理和基本生活服务。

（2）综合医院　综合医院是指依据原国家卫生部《综合医院建筑标准》而建设的包含急诊部、门诊部、住院部、医技科室、保障系统、行政管理和院内生活用房等七项设施的医院，有时人们也称其为全科医院。依据综合医院的建设规模，按病床数可以分为200床、300床、400床、500床、600床、700床、800床、900床、1000床九种。

（3）二、三级综合医院　按照《医院等级划分标准》，我国依据医院功能、设施、技术力量等将医院整体划分为三级十等，即在划分为一、二、三级的基础上，不同等级内再划分为甲、乙、丙三等，其中三级医院增设特等。

一级医院是指床位数在20～99张，能够直接为社区提供基本医疗、预防、康复和保健等综合服务的基层医院。一级医院的主要功能是为社区居民的常见病和多发病提供基本医疗和卫生保健服务，并对疑难重症患者做好转诊，协助高层次医院做好分流患者和后期康复服务。

二级医院是指床位数在100～499张，能够跨社区为居民提供医疗卫生服务的区域性医院，是区域性疾病治疗和预防中心。二级医院的重要功能是参与对高危人群的监测指导，接受一级医院的转诊，并对一级医院进行技术和业务指导，能够开展一定的教学和科研工作。

三级医院是指住院床位数在500张以上，具有全面医疗、教学和科研能力，能够跨地区、省、市，甚至向全国范围内提供医疗卫生服务的大型综合性医院。三级医院的主要功能是提供专科的医疗服务、解决危重疑难病症，接受二级转诊，并对下级医院进行业务培训和技术指导，承担培养高级专业人才和省级以上的科研任务，参与一二级的预防工作。

（4）社区卫生服务　社区卫生服务是指在一定社区中为居民提供的医疗、卫生、预防、康复和健康促进等基本医疗卫生服务的总称。社区卫生服务以居民需求为导向，不以盈利为目的，强调防治结合，提供的是基本医疗服务和公共卫生服务，具有广泛性和综合性，是社区居民健康的守门人。

（5）合作　合作是指个人与个人或群体与群体或组织与组织之间为了共同利益或者为了达到共同目的，彼此之间相互协作配合一致、联合行动的关系。在现代社会中，合作行为无处不在，我们的生活也与合作密切相关。Hayek在其《致命的自负》这本名著中这样写道："人类和其他动物的一个很大区别就是，人类合作的范围和深度为所有其他动物无法相比，正是依靠这种团队精神，人类才从远古不断进步和发展到现在的文明社会"[80]，正是人类的合作行为导致了人类社会的发展和现代社会的产生。合作既是人类文明的基础，又是现代产业组织的一个基本特征。合作的根本思想是创造更大的价值，实现更多的利益。

（6）分级诊疗　分级诊疗就是按照疾病的轻、重、缓、急及治疗的难易程度进行分级，不同级别的医疗机构承担不同疾病的治疗，各有所长，逐步实现从全科到专业化的医疗过程，其内涵包括基层首诊、双向转诊、急慢分治、上下联动。具体来讲，就是将大中型医院承担的一般门诊、康复和护理等分流到基层医疗机构，形成"健康进家庭、小病在基层、大病到医院、康复回基层"的新格局。

1.3.3　研究方法及技术路线

1.3.3.1　研究思路

本书基于我国医疗卫生系统的现实政策背景和发展现状，提出我国医疗卫生事业发展过程遇到了管理"两难困境"问题。2009年以来启动的"新医改"提出的发展社区卫生服务中心和综合医院与社区卫生服务中心分级诊疗合作的政策思路，是解决我国医疗卫生"两难困境"的思路和方向。在此基础上，通过借鉴国外医疗卫生系统发展，特别是社区卫生中心发展的经验，和对国内发展经验教训的总结，进一步论证我国城市综合医院与社区卫生服务中心合作政策思路和方向的可行性。

鉴于城市综合医院与社区卫生服务中心合作系统中合作主体间呈现出来的非对称性的特征，本书基于组织间关系中的合作理论和分析方法中的博弈论，采用非对称合作博弈理论和方法来分析影响城市综合医院与社区卫生服务中心分级诊疗合作形成及其发展的主要影响因素。然后，再利用合作系统中合作和冲突的理论和方法来分析不同合作模式的适用性及其在不同情境下的合作模式选择，为不同合作模式实践提供理论支撑。最后，利用绩效理论和绩效评价的方法对实践中已有的不同合作模式进行评价比较，实证合作冲突分析理论的理论分析结果。思路框架具体见图1-1。

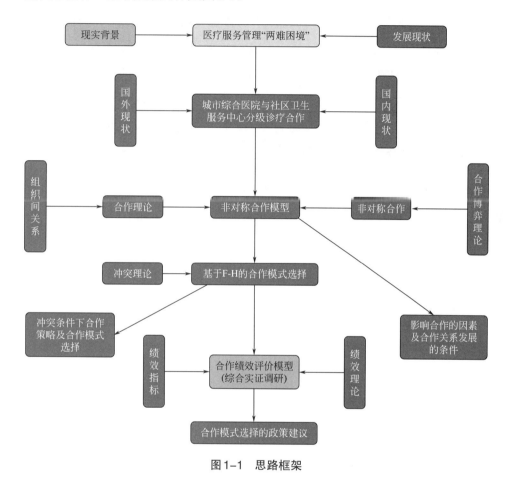

图1-1 思路框架

1.3.3.2 研究方法

（1）专家访谈与实地调研法 作者本人在医疗卫生系统工作，充分地利用工作上的有利条件，进行了大量的实地调研、访谈，取得了一些翔实的一手资料，为本书中的实证分析提供了资料基础。

（2）非对称合作博弈法 考虑综合医院和社区之间合作的非对称性，构建非对称合作博弈的模型，探讨双方实力差距、策略选择、冲突与收益等参数对合作以及合作模式的影响。

（3）合作冲突分析方法　考虑综合医院和社区之间合作中存在冲突，利用F-H分析方法探讨双方合作的可行局势以及局势的稳定性，为合作行为及合作模式选择提供理论和方法。

（4）绩效评价方法　结合问卷调研与数据分析，利用主成分分析方法和DEA（数据包络分析）方法，一方面构建合作效果的评价指标体系，另一方面综合评价不同合作模式下的合作效果，为合作模式的选择提供实践参考。

总之，本书区别于目前很多学者和医疗工作者"就医论医"的研究思路，本着以经济学和管理学的思想来研究我国医疗卫生服务领域的问题。以期对我国的医疗卫生系统供给侧改革和实践提供理论支撑和实践指导。

第2章
理论基础与研究方法

2.1 合作理论

2.1.1 组织间关系理论

组织间关系是指在经济活动中一个经济组织与其经营的环境中的其他经济组织之间重复性的相互作用过程。C.Oliver[81]认为任何一个组织的经营活动都离不开与周围环境的联系，它的生存与绩效通常都依赖于和其他组织的关系。企业与其他企业之间的关系和管理是企业获得所需的知识、资源，持续竞争优势的先决条件和关键。

组织间关系可以从经济学和管理学两个不同维度进行划分。在经济理论中，一般把市场和企业作为经济组织活动的两种制度形式。在市场制度下，经济组织间通过价格机制以纯粹竞争的形式来协调彼此之间的关系；而在企业科层体制下，企业内部通过科层组织以权力指令的形式来调节相互之间的关系。组织间这两种不同的制度形式和调节机制在资源配置方面各有独特的优势，但在一定的条件下又都会发生失灵，因而，在市场和企业两种制度之间存在形式多样的灵活的合作协调关系。

在管理理论中，企业专业化和多元化是两个不同的战略选择。专业化有利于实现规模经济，培育和发挥核心竞争优势、目标市场优势和降低内部经营风险优势，但抵御外部风险的能力较弱和容易遇到市场容量和技术瓶颈问题。多元化克服了专业化的不足，能够较好地实现范围经济、分散风险、把握市场机会和协同效应，但却失去了专业化的优势，即面临规模经济不足、管理费用增加、资金和内部风险增加的问题。因而，在专业化和多元化战略管理的综合目标下，企业为了充分发挥各自不同的优势，相互之间存在灵活多样的合作关系。据此，我们可以把经济学中的市场和企业分别看作经济组织关系中完全竞争和一体化完全合作的两个极端；把管理学中的专业化和多元化分别看作经济组织关系中追求规模经济和范围经济的两个极端；把位于其间存在各种灵活的协调关系看作组织间的合作关系。这样我们可以得出组织间关系的二维三分法模型。

可见，在传统经济学的市场和企业划分以及管理学的专业化和多元化管理战略中间存在着灵活多样的组织间关系（inter organizational relationships）。Rikard Larsson[82]在研究了组织间关系理论后，提议用市场、组织间协调和企业层阶的三级制度分析框架代替市场与层阶两级框架；并遵循Adam Smith和Alfred D Chandler分别把市场和企业当作"看不见的手"和"看得见的手"的比喻，他把"组织间合作"形象地称作是"握手"。组织间关系的理论视角主要有：资源基础观、知识基础观、社会逻辑观和组织学习理论。20世纪80年代以来，组织间关系管理日益受到学者们的重视，成为学术界研究的热点。

2.1.2 合作及冲突理论

2.1.2.1 合作及合作理论

（1）合作概念界定 在现代社会中，合作行为无处不在，我们的生活也与合作密切相关。关于合作的界定专家观点不同，第一，合作是参与者中至少一方不受对方的直接控制之下发生的行动，参与者对共同参与的行动可能带来的风险共同承担。第二，合作是指企业之间在保持各自相对独立边界的前提下，为了特定目的形成的一个重复或持续的相互交易关系，同时又缺乏一个合法的权威来仲裁和解决交易过程中可能出现的争端。第三，认为企业间合作是企业之间由完全独立到融为一体的中间连续状态，是一种不同于纯粹的市场和等级制度的组织形式。

鉴于合作概念的多样性，本书认为合作是指个人与个人或群体与群体或组织与组织之间为了共同利益或者为了达到共同目的，彼此之间相互协作配合一致联合行动的关系。总之，合作已经是组织间关系的一个基本行为特征，也是企业管理的一种重要战略行为，其指导思想是：企业的长久发展不在于绩效的高低，也不在于能否在竞争中击败对手；而是在一定的制度、环境约束下能否充分而高效地与其他企业合作，通过合作发挥取长补短、创造1+1 > 2的协同效应。

（2）合作的理论基础

① 互惠选择理论。针对动植物界没有亲缘关系的合作系统中广泛存在的合作行为，Trivers[83]提出了互惠选择理论。该理论与亲缘选择理论和自私基因说不同，该理论认为，在不存在遗传相似性和亲缘关系的不同个体间，可以通过利益互换实现合作。互惠选择理论的核心是合作各方都具备给予对方利益的能力，双方通过合作都能实现利益增加的目的。

② 博弈论。博弈论又名对策论，属于应用数学的一个分支，也是经济学的标准分析工具之一，它不仅仅是一种数学工具，更是一种方法论。博弈论在生物学、经济学、政治学、国际关系和军事战略等领域都得到了广泛的应用。博弈论已经对传统的经济分析方法产生了根本性的挑战，致使人们在博弈论的引导下重新认识人们的经济行为和这个不断变化的经济世界。依据博弈双方是否能够达成具有约束力的协议，博弈可以分为合作博弈和非合作博弈。

③ 合作演化博弈理论。在合作理论和博弈论的基础上，阿克塞尔罗德（Robert Axelrod）与Willian Hamilton提出了合作演化博弈理论。合作演化博弈理论的基本思路是，在无亲缘关系的个体之间，一方之所以愿意冒着降低自己适合度的风险来帮助另一个体，是因为它有可能在以后与受惠者的再次相遇时可能得到回报、甚至更多的回报。期望得到回报才是利他行为的根本目的，因此，相互之间的重复交往是互惠利他行为形成的重要原因和前提条件。

（3）组织间合作理论　组织间合作是指两个以上的独立、互不控制的组织，各自为了实现自身的经营目标，相互之间利用彼此的资源或能力，共同完成某一任务或达成长期业务关系的组织行为。合作越来越成为跨学科的课题，社会学、政治学、经济学、管理学各个领域的学者都对组织间的合作问题进行了探讨。合作的理论可以分为五类。

① 交换理论。基于互惠选择的思想，交换理论出现在社会学、政治学、经济学以及心理学等领域，该理论的核心是合作参与者通过合作交换，如果合作收益大于合作成本，各方就会积极参与合作。交换理论包括交易费用理论、强化理论、交换的社会心理学理论、理性或者规范决策理论、象征作用理论等。

② 吸引理论。基于相互关系的思想，吸引理论侧重于解释个体以及群体之间如何互相吸引，分析天然亲和力或者相反情况的因素。人格因素、目标一致性、地位或价值相似性、互不需求以及信息需求等是吸引理论分析的基本单位变量。吸引理论在思想基础与交换理论有一定程度的重合，但它侧重于合作关系的非经济层面的因素，可以构建非经济、非成本与收益关系的合作模型。

③ 合作与冲突理论。在合作过程中，由于合作参与者各方目标、价值观和资源以及实力关系的多样性，合作过程中会有不对称、不对等或者不公平的情况发生，这会导致合作者之间的冲突和合作倾向的变化。该理论可以用来解释合作过程中的冲突行为，也可以用来解释合作方式的动态变化。因此，该理论对于分析合作关系随着时间和双方实力差别的变动而变化特别适用。

④ 典范理论或能力理论。该理论强调能力和学习的重要性，侧重于分析能力和学习在组织间合作出现的重要性。组织利用社会学习和模仿的效应安排一些代表性的个人或者组织促使合作行为的发生。

⑤ 社会结构理论。结构由相互区别又相关联的个人、群体、组织或网络中的社会位置构成，结构理论侧重于结构因素在催生合作过程中的作用。结构变量包括合作参与者的数量、异质性、距离、能力等。结构理论与典范理论都是试图在关系之外去探讨和寻求研究促进和解释合作与协调的理论。网络理论作为特殊的社会结构理论，是依据网络关系中合作方的位置来解释合作行为的一个应用比较普遍的例子。

（4）组织间合作理论发展概述　市场和企业是传统的经济理论中组织经

济活动的两种主要制度形式。在市场制度下，市场主体间通过以竞争的形式，通过价格机制实现资源协调配置的功能。企业是科层制组织，企业内部以行政强制的形式配置内部资源。学者们在早期关注的是市场与企业之间的相互替代关系，对它们之间存在的互补关系关注不够。基于企业间的合作行为，Oliver Williamson 较早地提出了中间组织概念。不确定性、交易频率和资产专用性是他用来解释企业间合作行为发生的主要变量，他认为当这些变量都处于较低水平时，市场是有效的调节机制；相反，企业则是资源配置的有效形式；而随着这些变量的变化，在市场和企业之间存在的灵活、复杂多变的中间组织则是比市场更有效、比企业更灵活的资源配置形式。企业间可以通过合作来达到或实现资源配置的改进。尽管 Williamson 提出并分析了中间组织，但他当时并没有把中间组织提升到与市场和企业相并列的地位，只是作为一种不稳定的组织形态。

Richardson 首先从互补和相互依赖的视角来研究企业的合作行为。他认为企业只是依据自己的实际能力选取生产或服务整个过程的某个阶段来从事经济活动，因而，位于不同阶段的企业相互之间不是孤立的、而是相互依赖的关系，需要通过多种组织安排来协调，克服市场失灵和一体化带来的高昂成本。

Pfeffer 和 Salancik[84] 基于资源依赖观把企业间的关系看作是相互依赖的网络结构。企业间分工形成了生产和服务过程中不同阶段的企业，因而位于不同阶段的企业间的活动需要协调合作。这种关系既不同于政府或企业的计划调节，也与市场中的价格调节不同，而是具有独特优势的多样性契约安排。

Rikard Larsson[82] 把 Williamson 的三要素与资源依赖观结合起来，并用特定资源依赖替代资产专用性，提出了如下三个命题：一是在内在化成本较低和行为者之间的信任程度低的情况下，不确定性、交易频率和特定资源依赖程度越高，这些资源依赖越可能由企业看得见的手协调。第二，在外在化成本较低的情况下，不确定性、交易频率和特定资源依赖程度越低，这些资源依赖越可能采用市场看不见的手协调。第三，在召集成本较低和较高的内在化成本或行为者之间信任程度高的情况下，不确定性、交易频率和特定资源依赖程度越高，资源依赖越可能由作为企业间契约的合作网络来协调。

（5）互惠选择理论概述　Maynard Smith 从理性人假设和博弈论角度进行考虑互惠利他，提出了演化博弈理论。Robert 和 Axelrod 等开创的合作进化论对互惠利他给出开创性的理论解释，研究人员也对合作进化理论完成了大量的后续研究，本书在一定意义上属于合作进化理论研究范畴。

研究结果表明，合作涌现的主要机制有4种，直接互惠（direct reciprocity）、间接互惠（indirect reciprocity）、自愿参与（voluntary interactions）和空间结构（spatial structure）。

目前对合作博弈的研究主要基于博弈双方的对称性合作模型，然而，越来越多的事实表明合作者之间存在事实上不同程度的非对称关系。在合作系统中，合作的接受方明显占有较多的资源，在很大程度上决定着合作系统的行为特征。而在种间合作系统中，合作接受方甚至完全占据公共资源，并能够对合作方的投机或背叛行为实施惩罚措施。因此，在合作过程中，合作关系的形成和维持是由合作关系中的占优势方主导或决定的。经典的亲缘选择理论和互惠选择理论困境的根本原因是其对合作双方对称关系的假定。在合作系统中可能并不存在稳定的均衡状态，合作系统中的占优主导方将通过不对称性对投机者或者不合作的行为或者不合理利用公共资源的行为予以惩罚来维持合作系统的运行。而合作系统中的投机和背叛行为一旦超出合作优势方的控制范围，合作系统将面临趋于瓦解崩溃的趋势。

2.1.2.2　冲突及冲突分析理论

（1）冲突概念　在现实生活中，冲突是一种普遍存在于组织或个体之间的社会现象。尽管学者们从不同的角度来诠释和分析冲突问题，但目前对冲突还没有一个被广泛接受的统一定义。一般认为，冲突概念包括广义和狭义两类，广义的冲突包含所有对社会力量之间的争夺、争执和紧张状态。狭义的概念只包括一方试图控制、剥夺、伤害、甚至消灭另一方，并且双方的意志处于对抗状态。国内也有学者对冲突概念进行了界定，如孙正[85]认为冲突是社会主体由于利益诉求的不一致而产生的对抗，并可能激化一种关系状态。赵树坤[86]认为冲突是指两个或两个以上主体之间基于某种竞争性诉求而产生的从心理到行动的持续对峙过程。他们都强调冲突存在于对立主体之间，根源是主体间诉求的竞争性以及冲突的过程性。我们认为，**冲突是指处于同一系统中相互联系的各方由于追求目标和利益的不一致而处于相互对立或存在分歧的状态**。在形式上，由于参与者追求目标及其利益诉求的差异，冲突表现各种各样；但所有冲突关系都具有以下共同特征：一是有两个或两个以上的参与者，并且参与者具有一定的理性和决策能力。二是参与者处在同一系统中，彼此之间相互制约又相互联系。三是参与者的追求目标相对独立，存在差异性。

（2）冲突分析理论概述　冲突问题一旦出现，相关方就会依据冲突态势和各自的实力选择应对策略，各方的策略选择决定着冲突发展的结果。一般来讲，冲突的结果可分为冲突升级、冲突合理解决和冲突不合理解决三类。在现实世界中，冲突问题普遍存在，一直是战略家、政治家、心理学家、经济学家和法学家研究的重要内容。认识冲突、解决冲突是研究冲突的根本目的，将冲突问题作为独立问题进行系统分析的理论就是冲突分析理论。

冲突分析理论的形成和演进经历了经典的非合作博弈理论分析到亚对策分析理论再到F-H分析的发展过程。Von Neumann和Morgenstern[87]正式构建了现代博弈论的理论体系，John Nash[88,89]提出并证明了纳什均衡的存在性，为非合作博弈奠定了理论基础。在经典博弈论中，冲突问题只是被作为非合作博弈问题进行研究。非合作博弈理论的产生和发展使对冲突问题的认识和研究不断深入，但由于非合作博弈需要严格的假定条件，使得博弈论对实际问题分析显得过于简化，且分析结果出现很多悖论，致使其应用受到局限。

1971年，加拿大滑铁卢大学的奈杰尔·霍华德（Nigel Howard）在深入分析非合作博弈中"合理性"的局限及其悖论的基础上，提出了亚对策分析方法[90]，突破了传统非合作博弈复杂数学形式的研究框架，提出了反映冲突主要元素符号的分析法。亚对策分析与经典博弈论的策略分析不同，采用的是局势分析法，重点探讨不同类型的冲突结构对决策者的影响，研究的核心是结局的稳定性[91]，分析结果与实际结果更接近。应用亚对策分析研究现实问题时不需要做定量分析，只需分析局中人的偏好向量。为了获得某一稳定结局，局中人需要相互威胁和诱导，当所有局中人对偏离某一结局都有抵制时，该结局就是稳定结局。Howard模型拓展了对策论的应用范围，但需要较多的计算表格，计算量较大；并且在进行亚对策分析时，需要假定每个参与人对所有参与人对结局的偏好程度都相互了解，这在实际冲突中很难做到，影响了亚对策分析的应用。

1979年，加拿大滑铁卢大学的Fraser和Hipel教授基于亚对策分析的基本思想和理论，通过增加约束条件，简化运算法则对Howard模型进行了改进，提出了 F-H 分析法，简化了分析计算量，使其更加完善和符合实际，提高了冲突分析模型的应用性。F-H 分析法的基本思想是通过对大量、复杂信息的提炼，反映出冲突问题的本质结构，并据此建立冲突模型；然后，依据局中人的实力、态度和目标对各结局进行偏好排序。最后，通过稳定性分析获得冲突的均衡解。运用 F-H 分析时，考虑到建模内涵的理性假定以及局中人掌握信息的不完备等因素，判断模型的准确性和科学性的依据是能否提供切实可行的冲突均衡解。如果不能达到要求，模型需要重构，重新进行稳定性分析。

2.1.3　非对称合作理论

2.1.3.1　合作理论基础

在人类文明的发展史中，合作和竞争一样广泛存；人与人之间的关系除了竞争，更多地需要合作。合作是相对于竞争而言的一种人类的基本经济行为，是两个或两个以上的个体间从各自的利益出发而自愿进行的协作性和互利性的关系。 Hayek 认为我们文明的起源和维持都取决于不断扩展的合作秩序[80]。马克思认为"人的本质是一切社会关系的总和"，并指出"社会关系的含义是指许多人的合作"[92]。从马克思的论述中可以看出社会关系的本质就是人与人之间的合作。正如博弈论和社会政治学家阿克塞尔罗德曾指出的那样"合作是文明的基础"。在现代经济社会中，合作无处不在并且与人们的日常生活和工作都密切相关。人们对合作的认识也越来越深刻，谋求合作已经成为一种新趋势。研究分析各种合作现象并揭示合作机制的理论就是合作理论。合作理论是现代管理科学研究中处于起步发展阶段的一个新领域，其指导思想不再是单纯的最优选择和利益最大化，而是通过协同合作使合作双方均获得更大的收益。

2.1.3.2　经典合作理论的困境

经济学鼻祖亚当·斯密在其巨著《国富论》中将"理性（自私）"归结为人类经济行为的前提；但在其另一巨著《道德情操论》中，为了解释社会中广泛存在的利他合作行为，又把"同情心"作为人类社会行为的基础。这被后人称之为"斯密悖论"或"斯密矛盾"。如果斯密的这两个前提假设都成立，那么，人类的"自私行为"和无私的"利他行为"在什么情况下出现呢？

利他行为在具有亲缘关系的个体间比较普遍。Hamilton[93]较早研究了"利他行为"与"亲缘关系"之间的联系，并依据利他行为的收益、成本和亲缘关系系数提出利他行为发生的条件（即Hamilton法则）。同年，Maynard Smith[94]提出了"亲缘选择"的概念。"亲缘选择理论"能够解释具有遗传相似性的个体间的利他行为，也能够解释个体倾向于帮助近亲，并与之合作，而不是远亲及毫无亲缘关系的个体。但是，利他合作行为并不是只有在具有亲缘关系的群体间存在，没有亲缘关系的合作也广泛存在。对此，"互惠选择理论"认为，在合作系统中，如果合作个体之间不存在遗传相似性（或没有亲缘关系），个体可通过利益互换而实现合作。互惠选择理论认为如果互利关系的个体存在多次重复博弈，那么合作双方都会继续选择合作策略，而不会采取投机的不合作策略。

在上述两个经典的合作理论中，如果亲缘关系或互惠关系系数大于合作的成本收益比，合作双方就能够形成一个合作均衡。然而，不容忽视的是在合作系统中存在公共资源，个体如果利用更多的公共资源或者采取投机策略将获得更多的利益，这可能会导致合作系统的解体。经典的亲缘选择理论和互惠选择理论一般假定系统内部个体的合作收益大于不合作的收益，系统将会因个体的自我抑制机制或空间异质性而使得合作系统不会因为公共资源的竞争而解体。但是，Boyd和Lorberbaum[95]发现，在一个合作均衡中，合作系统的突变或第三方的个体采取投机策略，这样的个体或突变显然能提高自己的利益，合作的均衡将会由于这些"投机"个体的扩散而解体。这样，自我抑制机制变为不可信的策略。Hauert和Doebeli[96]则证明了空间异质性非但不能维持合作系统的稳定，反而会抑制合作行为的演化。事实上，近年的科研观测和实验均表明，合作系统中的自我抑制和空间异质性均不能维持合作系统的稳定。这样，"公地悲剧"问题使合作理论陷入困境。

2.1.3.3　非对称合作理论

在合作理论中，由于合作系统内存在公共资源，如果合作系统内的个体在对方合作的情况下，采取投机策略利用更多的公共资源，将获得更多的利益；

那么，这些投机行为很可能会导致合作系统的不稳定，甚至解体。经典合作理论（亲缘选择理论、互惠选择理论）在个体合作的收益大于不合作收益的假定条件下，认为"自我抑制"或"空间异质性"能够使合作系统不会因为公共资源竞争而解体。但是，大量的研究表明"突变"使"自我抑制"机制和"空间异质性"稳定机制并不可信，参与者采取的并不是合作或不合作的纯策略，而是可能合作、也可能不合作的混合策略。这样，合作系统中同样面临古老的"公地悲剧"问题。

针对经典合作理论存在的悖论问题，学者们通过研究发现合作系统的参与者之间事实上存在不同程度的非对称关系。经典合作理论的困境很可能是源于其理论模型忽略了合作各方的非对称性。合作系统中参与者之间的非对称性表现为：一是支付的非对称性，即处于优势地位的参与者在合作中的收益比处于弱势地位的参与者多。二是演化路径或策略选择的非对称性，即处于支配地位的参与者能够采取奖惩策略惩罚不合作参与者，激励合作参与者；而处于被支配地位的参与者只能选择付出一定的成本参与合作或者采取投机策略不参与合作。三是信息的不对称性，即合作双方都不清楚对方的策略选择，优势地位参与者不能完全了解下属是否合作，弱势地位参与者也不完全明白自己的不合作行为何时以何种程度受到惩罚。因此，在非对称合作系统中，合作接受方占有大部分或完全占有公共资源，能够对合作方的投机不合作行为实施惩罚措施，系统的维持依赖于优势参与者的惩罚和激励策略。非对称合作的接受方主导或决定着合作关系的行为特征，维持着合作的相对稳定，可见，非对称合作系统的形成和维持机制由合作的优势方主导或制定。

基于对称性假设的经典合作理论无法解释合作系统中存在的不合作个体甚至是寄生个体，而不合作个体在所有合作系统中几乎都存在，因此，合作系统可能并不存在稳定的均衡状态，合作关系也很可能会因为公共资源的竞争而转化为冲突关系。而在非对称性假设的条件下，为了维护合作系统的稳定，可以通过非对称的惩罚来减少不合作或者公共资源过度使用的行为。另外，基于对称性假设的均衡思想可能将导致合作系统进入死寂状态，这与现实合作系统的不断更新、演进相矛盾。而基于非对称性假设的非均衡思想意味着合作系统的维持依赖于合作优势方的奖惩策略，将合作控制在比较稳定的范围内扰动，而不会导致系统解体。因此，相对经典合作理论的对称性假设，对合作系统的非对称假设应该与事实更为接近，对合作形成、演化及维持的解释力更强。事实上，在城市二三级综合医院与社区卫生服务中心合作系统中，合作参与各方在规模、技术、资源、实力等很多方面都是非对称性的，下面我们基于非对称性假设来构建城市二三级综合医院与社区卫生服务中心合作的分析模型。

2.2 研究方法

2.2.1 博弈论

博弈论又称为对策论，是现代数学的一个新分支，也是运筹学的一个重要学科，主要探讨博弈过程中个体的行为选择和策略优化。博弈论是双方在平等的对局中各自利用对方的策略变化自己的对抗策略，达到取胜和获利的目的。其博弈的类型主要包括合作博弈（探讨收益分配问题）、非合作博弈（探讨策略选择问题）、完全信息和不完全信息博弈、静态博弈和动态博弈。本书将主要探讨非合作博弈。

合作行为是社会行为学和进化生物学研究的核心问题之一，现有的合作演化博弈模型是基于对称的思想发展而来[97]，而现实中个体间的合作方的数目、收益与合作接受方等是高度不对等的[98]，学者们开始关注合作过程中双方是非对称性的相互作用，双方处于一种高度的非对称性关系[99,100]。本书将在传统的鹰鸽博弈模型基础上（假设双方的实力对等），充分考虑博弈双方的非对称性，修正传统模型，探讨合作行为的选择及合作的基础和条件。

2.2.2 绩效评价方法

2.2.2.1 DEA方法

DEA，即数据包络分析（data envelopment analysis），是由美国著名运筹学家查尼斯（A.Charnes）和库柏（W.W.Cooper）等于1978年提出的，是在Farrell

测度基础上发展起来的一种评价决策单元（decision making unit，DMU）相对业绩的非参数方法，其中应用最普遍的模型是CCR模型。DEA使用数学规划模型评价多个输入和多个输出的"部门"或"单位"之间的相对有效性。

DEA方法有着其独到的优点：首先，DEA方法是纯技术性的，只需要区分投入与产出，不需要对指标进行无量纲化处理，可以直接进行技术效率与规模效率的分析而无须再定义一个特殊的函数形式，而且对样本数量的要求不高，这是别的方法所无法比拟的；再次，DEA方法无须任何权重假设，而以决策单元输入输出的实际数据求得最优权重，排除了很多主观因素，具有很强的客观性。自DEA方法创建以来，在金融市场效率、城市经济状况、公共设施评估等各个领域得到了广泛的应用，其理论也不断地被扩展，现已延伸出多阶段、多层次结构的DEA模型。

（1）CCR模型简介　假设t个被评价的同类部分，称为决策单元DMU_j，每个决策单元均有m个投入变量和s个产出变量。构建模型如下，其中X_{ij}表示第j个DMU对第i种输入的投入量，$x_{ij}>0$；Y_{rj}表示第j个DMU对第r种输出的产出量，$Y_{rj}>0$。这样，第j个DMU的投入可表示为$X_j=(x_{1j}, \cdots, x_{mj})^T$，产出可表示为$Y_j=(y_{1j}, \cdots, y_{sj})^T$，令$V$为投入向量$X$的权系数向量，$U$为产出向量$Y$的权系数向量，以第$j$个DMU的效率评价为目标函数，以全部单元的效率指数为约束，得到最优化CCR模型：

$$\begin{cases} \max \dfrac{U^T Y_0}{V^T Y_0} = h_0 \\ \text{s.t.} \dfrac{U^T Y_j}{V^T Y_j} \leqslant 1 \\ U \geqslant 0, V \geqslant 0, j = 1, 2, \cdots, n \end{cases} \tag{2-1}$$

利用Charnes-Cooper变换，将上述非线性变换为与模型（2-1）等价的线性规划模型（2-2）：

$$\begin{cases} \min[\theta - \varepsilon(e^{*T} S^{-0} + e^T S^{+0})] \\ \text{s.t.} \sum\limits_{j=1}^{n} \lambda_j x_{ij} + S^- = \theta x_0 \\ \sum\limits_{j=1}^{n} \lambda_j y_{rj} - s^+ = y_0 \\ \theta \lambda_j, s^-, s^+ \geqslant 0, j = 1, \cdots n \end{cases} \tag{2-2}$$

令 λ^*、s^{+*}、s^{-*}、θ^* 是给定问题的最优解。

（2）CCR模型中DEA相对有效性的判断　对于任何一个决策单元，其达到百分之百有效性是指其同时满足以下两个条件：第一个是在现有的输入条件下，任何一种输出都无法增加；第二个是为达到现有的输出条件，任何一种输入都无法降低。在DEA模型中，可以应用以下条件来判断决策单元是否同时技术有效和规模有效（技术有效用来衡量相对于最优生产效率水平的目前投入要素的浪费情况；规模有效用来衡量按照最优生产效率水平所能获得的最大产出情况）：

① 若 $\theta^*=1$，且 $s^{+*}=s^{-*}=0$，则决策单元DMU为DEA有效，且此决策单元的经济活动同时为技术有效和规模有效。

② 若 $\theta^*=1$，但至少某个输入或者输出大于0，则此决策单元DMU为弱DEA有效，决策单元的经济活动不是同时为技术效率最佳和规模最佳。

③ 若 $\theta^*<1$，则决策单元DMU不是DEA有效，经济活动既不是技术效率最佳，也不是规模最佳。

（3）BCC模型简介　BCC模型是将技术效率（TE）分解为纯技术效率（PTE）和规模效率（SE），即TE=PTE×SE。其通过增加对权重 λ 的约束条件，即权重和为1，建立规模报酬可变模型，其最终得到的 θ 值为评定DMU的纯技术效率值。θ 取值区间为（0，1），当 $\theta=1$ 时，表明该DMU技术有效；当 $0<\theta<1$ 时，表明该DMU技术无效。在此，我们可以用CCR模型得出的技术效率值除以BCC模型得出的纯技术效率值，得到该DMU的规模效率值，进而评价该DMU的规模有效性。

2.2.2.2　专家打分法

专家打分法，也叫做德尔菲法（Delphi），是指通过匿名方式征询有关专家的意见，对专家意见进行统计、处理、分析和归纳，客观地综合多数专家经验与主观判断，对大量难以采用技术方法进行定量分析的因素做出合理估算，经过多轮意见征询、反馈和调整后，对债权价值和价值可实现程度进行分析的方法。

专家打分法的优势在于，首先，它是一种简单的评价方法，能够根据具体评价对象，确定恰当的评价项目，并制定评价等级和标准；其次，每个等级标准用打分的形式体现，具有很强的直观性；第三，计算方法简单且选择余地比较大。

2.2.3 合作冲突分析方法

F-H分析法是加拿大学者Fraser和Hipel在Howard模型改进的基础上提出来的，简称F-H分析法。1985年，Fraser和Hipel教授的冲突分析专著出版，全面总结了冲突分析的理论研究成果，并介绍了冲突分析的应用效果[101]。1987年，Keith W.Hipel，D.Marc Kilgour和Liping Fang[102]联合发表《冲突解决的图示模型》。目前，冲突分析方法已经被用于解决现实生活中的很多冲突问题，该方法的特点是将复杂的现实问题抽象为参与者的系列决策情景，然后通过建模、参与者偏好排序和稳定性分析预测冲突的可能结果；其实质是分析可能局势的稳定性（即对于一个冲突可能局势，在其他人策略不变的条件下，一个局中人能否通过改变目前局势来实现更好的结局）来探求使各参与人都能接受并受益一种方案或结局。F-H分析就是沿着这一思路来考虑冲突的各种可能局势和结果，帮助决策者理解和分析面临的冲突问题，找到解决冲突的办法。该方法具有以下优点：一是以参与者、参与者策略和偏好的方式构建冲突系统化模型；二是可以分析说明怎样从给定争议现状演进到实际均衡点即争议解决的路径；三是可以应用于任何有限参与者和优先策略的冲突问题分析。

2.3 分级诊疗合作模式及优劣势分析

2.3.1 分级诊疗合作模式分类

依据城市综合医院与社区卫生服务中心分级诊疗合作过程中的产权、管理权和经济利益关系，城市综合医院与社区卫生服务中心间分级诊疗合作可以分为紧密型合作、中间型合作和松散型合作三类。紧密型合作是指以产权和管理权整合为基础形成的成员间利益共享、内部一体化合作形式，具体包括院办院管、兼并重组两种模式。中间型合作是指合作各方或多方以产权独立为基础，相关方通过让渡部分管理权来实现经济利益共享的合作形式，具体模式包括托管和联合体两种模式。松散型合作是指各参与主体在保持所有权不变的条件下，采用以契约的形式形成的以技术、管理、信息、设备等要素为纽带的组织合作形式，具体模式包括对口支援模式（表2-1）。

表2-1 合作模式及类型

序号	合作模式	合作类型
1	院办院管	紧密型
2	兼并重组	
3	托管	中间型
4	联合体	
5	对口支援	松散型

总之，城市综合医院与社区卫生服务中心分级诊疗合作在模式上可以分为院办院管、兼并重组、托管、联合体、对口支援五类具体模式。五类合作模式具体介绍如下。

（1）院办院管模式 院办院管模式是指公立医院作为法人机构举办社区卫生服务中心，并在人力资源、技术资源、设备资源、财力资源等配置方面给予其支持和指导，以及实施一体化管理。社区卫生服务中心的经营权和所有权属于举办医院，举办医院直接参与社区卫生服务机构的经营管理。例如，2006年大庆油田总医院集团以三级医院为依托，领办73个社区卫生服务中心，并通过双向转诊制度，使社区卫生服务中心和医院之间由竞争变成了互补。2007年，深圳市规定政府举办的社区卫生服务中心实行"院办院管"体制，经费由市财政核算和补偿。社区卫生服务中心与领办医院逐步建立健全了"双向转诊"制度，政府在服务模式、医疗收费、医保支付政策等方面提供便利和优惠，鼓励居民首选社区卫生服务中心诊疗一般常见疾病。

（2）兼并重组模式 医院兼并重组是以资产为纽带，由多家医疗机构横向或纵向、不分医院级别和专科而进行的全方位并购、联合。以资产为纽带，由多家医院横向或纵向、不分医院级别和专科的重组，使单一体制走向"合作、兼并、联合、集团化"，有利于医院扩大规模效应、盘活存量、优化资源、降低医疗成本、提高工作效率。如2009年12月，武汉市协和医院斥资8000多万元并购被东风公司剥离的神龙医院，原神龙医院的人、财、物归属协和医院。协和医院派管理团队和专家团队，对神龙医院进行一体化的投入和管理。同时，根据辖区病种结构，委派专家定期坐诊。协和医院兼并神龙医院，实现品牌医院进社区，较好地满足周边群众的医疗服务需求，缓解群众"上名院难、看名医难"问题。

（3）托管模式　医院托管模式是指政府对被托管的医疗卫生机构投入房屋、设备等硬件设施后，交由更高级别的医疗卫生机构负责人力、日常运营管理等，是一种政府购买服务的行为。在托管模式下，被托管机构的性质不变、隶属关系不变、人员身份不变、职责不变，以及政府财政投入和相关政策不变，只是将基层医疗机构的行政、人事调配权和经营管理决策权委托给公立医院管理。托管模式分为2种类型：一是分院通过协议等将经营管理权交给总部，由总部全权管理；二是公司化的托管模式，即将各分院的经营管理权委托给专门的管理公司统一管理。如山东省潍坊市区政府将区医院人员和资产整体委托给市人民医院经营管理，由市人民医院派出管理团队和技术骨干，进驻区医院开展管理经营、技术指导和人员培训等工作，但区医院资产仍归属区政府，独立法人和财政拨款渠道以及医院功能不变。2008年3月，武汉市一医院托管江汉区前进街社区卫生服务中心，市三医院托管武昌区黄鹤楼街社区卫生服务中心，2所医院给予被托管社区卫生服务中心设备援助、资金支持，向其输出规范化的管理制度，并派专家到社区中心工作。

（4）联合体模式　联合体是指通过建立管理委员会或理事会形成集团，统筹管理和配置集团内卫生资源，整合力度更强。医疗服务集团联合体成员医院具有相对独立性，只是为了适应外部市场竞争环境和内部组织的变化，按照契约要求，借助相关机制，相互结合而组成的具有品牌效应和群体优势的有机联合体。集团内部通过管理委员会或理事会统筹管理和配置集团内管理、技术、资本等资源卫生资源。如上海市卢湾区医疗联合体由一家三级医院、二家区级医院和四家社区卫生服务中心构成。在治理上，成立理事会作为最高决策机构，负责联合体的总体发展规划、资源统筹调配、人事任免、医保额度分配等重大事项的决策，实行理事会领导下的总监负责制，各医疗机构的院长则由总监会和相关部门共同提名，经理事会同意后按程序任命。组织管理上，联合体以信息化为基础，开展检验检查结果共享互认、预约诊疗、双向转诊、继续教育等院际协同服务，组建统一的后勤服务平台和医疗设备、药品、耗材等医用物资采购平台。筹资支付方面，医保经办部门根据联合体提出的内部分配意见，将医保费用直接拨付至所属医疗机构。社区居民可以签约在联合体内就医，享受优先转诊通道等优惠政策，也依然可以持医保卡在全市各医院就医。

（5）对口支援模式　援助合作模式是指各方出于利益共同点考虑，以协议或契约的方式明确各方权利和义务，建立协作经营关系，由公立医院组织技术骨干并配备相关的医疗设备，定期到基层医疗协作点，对其患者进行集中诊疗。以技术为纽带的援助合作模式是实现医疗技术下沉，培训基层医疗机构人员的重要形式。医院以服务团队的形式派出专业技术骨干或通过远程医疗等技术手段，参与基层医疗卫生机构的业务工作，同时为基层医务人员提供进修学习机会，并对专业技术人员进行指导。随着医疗保健市场竞争的日趋激烈，大型医院将面临病源的争夺，而基层卫生存在人才建设落后、设备不全、信息不畅等问题，如大型综合医院对基层医疗机构进行扶持合作，对双方都具有重要意义。2009年10月，山西省朔州市平鲁区将区人民医院整体交由全省实力最强的山西省人民医院管理，实行"对口支援，管办分离"的运行机制。

2.3.2　分级诊疗合作模式优劣势分析

2.3.2.1　院办院管模式的优劣势分析

在院办院管模式下，综合医院作为独立的法人举办社区卫生服务中心，对社区内的人力资源、技术资源、设备资源和资金进行统一配置，并实行一体化的管理。事实上，综合医院与社区卫生服务中心同属于一个法人实体。院办院管模式的优点是内部医疗服务连续性最强；提升基层医疗服务的效果较好；促进医疗资源配置改善和利用的效果好；可持续性强。缺点是没有财政拨款，综合医院财力有限，操作难度大；医疗卫生综合服务能力不足。医院办社区卫生服务中心的好处是可以拓展医疗市场、扩大医疗服务覆盖面、有利于解决居民不信任社区的困境；有利于双向转诊机制的顺利运行；有利于社区医疗服务人才队伍建设；有利于改善基层医疗服务。问题是政府可能推卸社区卫生服务的责任；基层预防、卫生服务功能弱化（表2-2）。

表2-2　院办院管模式优劣势分析

优势	劣势
1.医院和社区的所有权和经营权一致，目标和利益一致，一体化运作，医疗资源配置和利用效果好； 2.医疗服务连续性和可持续性强，基层医疗服务效果好，转诊机制顺畅； 3.技术水平高，居民信任度高； 4.引导患者就诊，形成分级诊疗、有序就医	1.目前体制下，实际可操作性差； 2.医院财力有限，不享受财政拨款； 3.社区公共卫生服务供给能力弱； 4.缺乏全科医生，专科医生在社区没有优势； 5.办社区卫生服务中心方向易偏
好处	问题
1.拓展市场、医疗服务覆盖面增大； 2.医院品牌影响力不断扩大； 3.双向转诊机制运行顺畅； 4.居民信任度高； 5.社区医疗服务能力强； 6.居民对社区医疗满意度高； 7.居民就医便利	1.社区可能会成为医院门诊的延伸，推卸公共卫生服务责任； 2.医院找不到办社区的空间； 3.医院受财力的约束，社区医疗补偿机制不完善； 4.专科医生不适应社区医疗卫生服务； 5.可能形成区域医疗垄断，限制居民就医选择权

2.3.2.2　兼并重组模式优劣势分析

综合医院兼并重组是以资产为纽带，以利益一体为导向的一体化模式。在兼并重组模式下，兼并医院和被兼并医疗机构的定位和目标一致，形成利益一体化的医疗组织。兼并重组模式的优势是利益驱动、自主组合、管理和运行机制一体化；定位和目标一致，行为和利益一致；可持续性最强；资源配置和利用效果最好；基层医疗服务机构能力和水平提升效果最好；服务综合性也最强，医疗服务的连续性也比较强。劣势是资金需求量大，可操作性最差。兼并重组的好处是有利于医疗资源的优化配置；有利于医疗资源的协调利用，提高利用效率；有利于提高医疗服务的连续性；有利于提升医疗服务的综合性；有利于提升基层医疗机构的医疗卫生服务综合能力。问题是兼并重组是市场化条件下的运作形式，需要的资金量大，目前体制和机制下可操作性最差（表2-3）。

表2-3 兼并重组模式优劣势分析

优势	劣势
1.定位目标一致，利益一体； 2.一体化协调运作，可持续性最强； 3.优化资源配置，服务效率高； 4.内部利益一致，医疗服务连续性强； 5.易得患者信任，技术水平提高快	1.目前体制机制下不支持，资金和政策支持小，操作难度大； 2.资金需求量大； 3.存在人员水平差异和需要文化融合
好处	问题
1.有利于提升医疗资源优化配置和利用效率； 2.有利于一体化运作，提高医疗服务连续性； 3.有利于提升医疗服务质量，降低医疗服务费用； 4.有利于提升基层医疗服务机构的能力和水平； 5.有利于方便患者就医，提升居民满意度	1.当前医疗服务体制机制下，难以支持； 2.缺乏专业人才和经验； 3.医疗市场竞争不足，公立医院缺乏动力； 4.社区卫生服务中心不愿成为医院的附属单位； 5.会形成区域医疗垄断，限制居民就医选择权

2.3.2.3 托管模式的优劣势分析

医疗服务托管模式是政府通过协议将基层医院或社区卫生服务中心交给更高级别的综合医院进行运营管理。被托管的基层医院或社区卫生服务中心独立法人地位不变，运行机制、性质和功能不变。承担托管责任的综合医院只是在医疗资源配置和运营上进行统筹协调。托管模式的优势是保持现有的体制不变、行政隶属不变、产权关系不变和筹资机制不变；阻力较小、难度不大，可操作性强。劣势是缺乏利益激励，托管医院动力不足；缺乏长效机制，可持续性一般；综合医院受自身利益的约束，资源优化配置和利用效果一般；提升基层医疗服务的效果一般；医疗服务的连续性和综合性效果一般。实行托管模式的好处是可以在一定程度上推进综合医院和社区的医疗合作，形成双向转诊制度；在一定程度上降低患者就医成本和医疗负担；能够带动社区医疗服务水平和能力的提高；能够有限提高居民对社区的信任度；能够提高医疗效率，降低医疗管理成本。问题是托管医院与社区功能定位存在差异，可能会引致社区偏离其职能；综合医院不愿意托管条件差的社区，形成择优弃劣的局面；缺乏利益激励机制，可持续性不强（表2-4）。

表2-4 托管模式优劣势分析

优势	劣势
1.现有体制下，所有权、定位和职能不变，经营权一致，阻力较小，可操作性强； 2.内部统一管理运作，资源配置和效率会高	1.缺乏利益激励，托管医院动力不足； 2.托管医院与社区定位和职能存在偏差； 3.托管医院与社区存在利益冲突； 4.缺乏利益激励机制，可持续性不强
好处	问题
1.能够推进双向转诊机制，方便居民就医； 2.能够带动社区医疗服务能力； 3.能够改善医疗服务连续性，提高居民满意度； 4.能够降低管理成本，降低医疗费用	1.缺乏利益激励，托管医院没有积极性； 2.医院与社区定位和职能错位，社区卫生职能弱化； 3.缺乏利益机制，可持续性不强； 4.托管医院择优弃劣，条件差的社区医院不愿托管；社区卫生服务中心不愿成为医院的附属单位

2.3.2.4 联合体模式的优劣势分析

在医疗服务集团联合体模式下，组织成员都是独立的法人，彼此间相对独立，但是，为了适应外部环境和发展的需要，相互间通过协议，借助相关机制，让渡部分权力而享受集团成员好处的组织形式。医疗服务集团联合体模式的实质是契约让渡式合作，集团成员受契约的约束。依据集团内部管理章程实行集团化管理；社区卫生服务中心隶属成员综合医院；人员编制不变；财政拨款直接对集团。医疗服务集团联合体的优势是资源配置和利用效果较好；可持续性较强；提升基层医疗服务能力的效果也比较好；医疗服务的综合性比较强。劣势是可操作性的难度较大。组建医疗服务集团联合体的好处是能够发挥品牌效应和群体优势；能够合理配置资源，形成分级诊疗的有序就医机制；成员间可以优势互补，协同合作，产生协同效应。问题是联合体组织的权力有限，合作组织不够稳定；组织成员需要让渡部分权力，并遵守协议安排；相互间利益独立，组织成员为了自己的利益，存在不遵守契约的动力和动机；政府监管缺失，成员违约的几率高，集团联合体成员违约可能性大，维护成本高（表2-5）。

表2-5　联合体模式优劣势分析

优势	劣势
1.能够发挥品牌效应和群体优势，提高市场竞争力； 2.成员间优势互补，产生协同效应； 3.能够协调、调节成员间的利益冲突； 4.医疗服务综合性强、居民信任度高； 5.提升社区医疗服务效果	1.利益驱动，自主组合，成员内部存在利益和目标冲突； 2.成员医院需要让渡部分权力，协议达成有难度；即使达成协议，稳定不够，管理协调成本高； 3.双方合作评价困难
好处	问题
1.有利于形成品牌优势和规模优势； 2.有利于区域医疗服务一体化，提高医疗服务供给连续性； 3.有利于优化医疗资源配置，提高利用率； 4.有利于分工合作，提升基层医疗服务能力和水平； 5.有利于提升居民信任度，方便居民就医，提高居民满意度； 6.有利于降低医疗费用，减轻政府财政压力和居民承受力	1.联合体组织权力有限，合作组织不够稳定； 2.组织成员利益相对独立，内部存在利益冲突；成员违约可能性大，维护协议成本高； 3.成员需要让渡部分权力，协议达成和执行难度大； 4.可能形成区域医疗垄断，可能限制居民就医选择权

2.3.2.5　对口支援模式优劣势分析

援助合作模式是指各方出于公共责任或利益共同点考虑，以协议或契约的方式明确各方权利和义务，建立协作经营关系。在对口支援模式下，援助方是主要责任方，负责输出技术、设备和人才以及人员培训等。被援助方是接受方和受益方，接受援助方支持。对口支援模式的优势是合作双方都是独立的法人和利益主体，相互约束性不强，在当前体制和机制下，可操作性最强。劣势是可持续性最差，资源配置优化和利用性的效果最差，提升社区医疗服务的效果也最差；医疗服务的连续性也最差；综合医疗服务的效果也不理想。对口支援模式的好处是通过综合医院对社区的援助可以在一定程度上提升社区的服务能力；有利于提升援助综合医院的品牌形象和影响力；有利于改善和提升政府对援助综合医院的好感。问题是援助模式没有约束力，缺乏可持续性；资源配置和利用效果差，提升基层医疗服务的能力差，医疗服务的连续性差，综合服务能力也较差（表2-6）。

表2-6 对口支援模式优劣势分析

优势	劣势
1.体制和运行机制保持不变，可操作性最强，难度最小； 2.可帮助提高医疗技术	1.可持续性最差； 2.医疗服务连续性最差； 3.资源配置效果最差； 4.综合服务最差
好处	问题
1.有利于提升援助医院的品牌形象和影响力； 2.有利于提升基层医疗机构医疗服务水平； 3.有利于患者就诊方便	1.虽为政府行为，但无资金和政策支持可持续性差； 2.合作不对等，没有激励机制，效果差； 3.医疗资源配置优化有限； 4.提升基层医疗服务能力有限

2.4 本章小结

　　本章主要综述了国内外城市综合医院与社区卫生服务中心发展与分级诊疗合作的历史、现状、问题，梳理了研究的理论基础和研究方法，尤其对城市综合医院与社区卫生服务中心之间现有的分级诊疗合作模式进行了整理，并分析了其优势和劣势，为后续的合作过程分析、合作效果评价以及合作模式选择提供了实践、理论和方法基础。

第3章

城市综合医院与社区卫生服务中心的非对称合作分析

3.1 非对称合作模型的构建

3.1.1 城市综合医院与社区卫生服务中心合作的非对称性

随着经济社会的发展和生活水平的不断提高，我国居民对医疗卫生服务的需求不断提升；与此同时，我国医疗卫生服务体系的硬件设施改善和服务技术水平也得到显著的提高，这在一定程度上缓解了医疗卫生服务供需矛盾的积累。但是，在多年"商业化、市场化"服务模式改革导向的积累下，我国的医疗卫生服务主体逐步偏离公益性、向追求经济效益过渡。在各医疗机构分散、独立经营的基础上，在市场竞争和利益的驱动下，医疗资源配置不断向大医院和综合医院集中，小医院和基层医院处境不断恶化，再加上医疗服务信息系统分割等诸多因素的影响，形成我国目前"倒金字塔"型和"碎片化"的医疗卫生服务体系，造成"看病难、看病贵"的现状。

近几年，如何破解"看病难、看病贵"问题成为政府关注的社会民生热点问题之一。伴随国家对医疗卫生事业的日益关注，《国务院关于发展城市社区卫生服务的指导意见》［国发（2006）10号］、《国务院关于深化医药卫生体制改革的意见》［中发（2009）6号］、《国务院关于建立全科医生制度的指导意见》［国发（2011）23号］等政策措施的陆续出台，发展社区卫生服务中心和深化医疗卫生服务体制改革提上重要日程。大力发展社区卫生服务中心成为扭转我国"倒金字塔"型医疗卫生服务体系的基础，深化医疗卫生服务体系改革、整合医疗服务资料是改变医疗卫生服务体系"碎片化"的前提，而城市综合医院与社区卫生服务中心合作是我国医疗卫生服务体系改革、优化医疗资源配置和解决"看病难、看病贵"问题的关键环节。针对城市综合医院与社区卫生服务中心合作的具体问题，学者们进行了很多的探讨，陈航等[18]通过调研认为三级医院托管社区卫生服务机构是目前北京市社区医疗卫生服务发展的最佳模式。周斌等[103]从三级公立医院支援社区卫生服务的功能定位分析入手，介绍了上海交通大学医学院附属新华医院支援社区卫生服务的工作情况，为进一步推进该项支援工作提出建设性意见。缑润平和朱延红[29]结合延安大学附属医院开设社区卫生服务的情况分析了三级医院开展社区卫生服务的优势。谭国平[104]结合厦门第一医院实施的三级医院直接管理社区医疗服务中心新模式的经验，从9个方面介绍了厦门第一医院管理社区医疗服务中心的方法和经验。可见，现有的文献基本上都是医疗领域的管理或研究者针对综合医院与社区卫生服务中心合作的实践探索或经验总结介绍，能够从理论的角度分析综合医院与社区卫生服务中心合作的动力和机制的文献比较少。由于综合医院与社区卫生服务中心之间在能力、资源、信息等方面的不对称性，使得其之间的合作呈现出阶段性特征和不对称性。

3.1.2 鹰鸽博弈模型

鹰鸽博弈模型（hawk dove game model）是研究合作行为的经典博弈模型。在鹰鸽博弈模型中，有两个理性参与者，每个参与者都有两个策略选择，即鹰策略（H）和鸽策略（D）。两者的策略选择可以组成（H∶H），（H∶D），（D，

H）和（D∶D）四个策略组合。如果双方都选择鹰策略，为了获得合作收益 v，双方需付出大小为 c 的冲突成本。由于博弈双方实力对等，各自获胜的概率都是 $\frac{1}{2}$，在此情况下，各自纯收益均为 $\frac{v-c}{2}$；若双方均采取鸽策略时，由于不存在冲突成本，各自收益均为 $\frac{v}{2}$；如果一方采取鹰策略，一方采取鸽策略，则鹰策略采取者收益为 v，鸽策略采取者收益为0。这样，经典对称鹰鸽博弈模型的支付矩阵见表3-1。

表3-1　经典对称鹰鸽博弈模型的支付矩阵

策略	鹰	鸽
鹰	$\left(\frac{v-c}{2},\frac{v-c}{2}\right)$	$(v,0)$
鸽	$(0,v)$	$\left(\frac{v}{2},\frac{v}{2}\right)$

可以看出，在经典鹰鸽博弈模型中，存在博弈参与者双方实力对等的假定条件。

3.1.3　非对称鹰鸽博弈模型构建

在城市综合医院与社区卫生服务中心分级诊疗合作过程中，合作主体与经典鹰鸽博弈模型的假定条件不同，综合医院与社区卫生服务中心之间的实力存在很大的差异，合作主体之间肯定是不对等和非对称的。在两者之间实力存在很大差异的情况下，双方合作的收益自然也受到各自实力的影响，综合医院得到的收益比实力小的社区卫生服务中心要多；同样，在双方发生冲突时，综合医院受到伤害或损失的程度要小于社区卫生服务中心。因此，在城市综合医院与社区卫生服务中心的非对称合作中，我们做出以下假定：

（1）城市综合医院和社区卫生服务中心都是独立的理性组织，各自依据自身的利益变化调整自己的策略选择。

（2）城市综合医院和社区卫生服务中心之间存在信息不对称。城市综合医院无法完全了解社区卫生服务中心是否选择合作；社区卫生服务中心也无法完全了解综合医院的惩罚措施。

（3）城市综合医院与社区卫生服务中心之间存在一定的实力和规模的差距。假定双方实力对比为（k : $1-k$），其中，k 为城市综合医院所占资源的比例或者冲突发生时获胜的概率；$1-k$ 为社区卫生服务中心所占资源的比例或者冲突发生时获胜的概率。

（4）城市综合医院与社区卫生服务中心合作的过程中存在合作冲突成本（c）和合作收益（v），并且合作冲突成本大于合作收益。

（5）当城市综合医院与社区卫生服务中心对合作都采取对抗措施进而发生冲突时，综合医院得到的纯收益为 $\dfrac{v-c}{4k}$，社区卫生服务中心的纯收益为 $\dfrac{v-c}{4(1-k)}$，其中，分母乘以常数4是为了保证在 $k=0.5$ 时与经典的鹰鸽博弈模型结果保持一致。

（6）当城市综合医院与社区卫生服务中心都采取合作策略时，综合医院的纯收益为 kv，社区卫生服务中心的纯收益为 $(1-k)v$。

（7）当城市综合医院和社区卫生服务中心在合作中采取不同的策略时，其各自收益与经典的鹰鸽博弈模型结果相同，即采取鹰策略的一方收益为 v，采取鸽策略的一方收益为0。

在上述假设条件下，城市综合医院与社区卫生服务中性合作的支付矩阵见表3-2。

表3-2　城市综合医院与社区卫生服务中性合作的支付矩阵

参与者		社区卫生服务中心	
	策略	鹰	鸽
城市 综合医院	鹰	$\left(\dfrac{v-c}{4k}, \dfrac{v-c}{4k}\right)$	$(v,0)$
	鸽	$(0,v)$	$[kv,(1-k)v]$

由以上假设和博弈论理论可知，在城市综合医院和社区卫生服务中心分级诊疗合作的支付矩阵中，两者都没有严格纯策略纳什均衡解，因此，对于城市综合医院与社区卫生服务中心合作的博弈均衡研究需要考虑双方的混合策略。为了深入分析两者合作的情况及均衡结果的影响因素，进一步假定城市综合医院采取鸽策略的频率为 x，社区卫生服务中心采取鸽策略的频率为 y；相应

综合医院采取鹰策略的概率为$(1-x)$，社区卫生服务中心采取鹰策略的频率为$(1-y)$。

在此假定条件下，城市综合医院选择鹰策略的期望收益为：$U_g^h = (1-y)\dfrac{v-c}{4k} + yv$；选择鸽策略的期望收益为：$U_g^d = (1-y)0 + ykv$。这样，综合医院分别选择鹰、鸽策略的平均期望收益为：$\overline{U}g(x,y) = (1-x)U_g^h + xU_g^d$。社区卫生服务中心选择鹰策略的期望收益为：$U_c^h = (1-x)\dfrac{v-c}{4(1-k)} + xv$；选取鸽策略的期望收益为：$U_c^d = (1-x)0 + xkv$。社区卫生服务中心选取鹰、鸽策略的平均期望收益为：$\overline{U}c(x,y) = (1-y)U_c^h + yU_c^d$。

据此，可以得出在给定城市综合医院和社区卫生服务中心采取合作策略概率(x,y)的条件下，分别得出城市综合医院和社区卫生服务中的平均期望收益的模型表达式：

$$\overline{U}g(x,y) = (1-x)U_g^h + xU_g^d \tag{3-1}$$

$$\overline{U}c(x,y) = (1-y)U_c^h + yU_c^d \tag{3-2}$$

依据纳什均衡的定义，在给定社区卫生服务中心混合策略概率$(y,1-y)$的条件下，城市综合医院的目标是寻求平均期望收益$\overline{U}g(x,y)$达到最大的合作概率值。在给定城市综合医院混合策略概率$(x,1-x)$的条件下，社区卫生服务中心的目标是寻求平均期望收益$\overline{U}c(x,y)$实现最大值的合作概率。据此有：

$$\frac{\partial \overline{U}g(x,y)}{\partial x} = U_g^d - U_g^h = 0 \tag{3-3}$$

$$\frac{\partial \overline{U}c(x,y)}{\partial y} = U_c^d - U_c^h = 0 \tag{3-4}$$

求解式（3-3）和式（3-4），分别可得：

$$y_0 = \frac{v-c}{4k(1-k)v - 4(1-k)v + v - c}$$

$$x_0 = \frac{v-c}{4k(1-k)v - 4(1-k)v + v - c}$$

依据混策略纳什均衡理论可知：$[(x_0, 1-x_0), (y_0, 1-y_0)]$是城市综合医院与社区为服务中心合作的均衡解。因为对于综合医院来说，在社区卫生服务中选

择合作的频率为 y_0 时，综合医院选择合作还是不合作策略，其结果没有区别；同样，对于社区卫生服务中心来说，综合医院选择合作的概率为 x_0 时，社区卫生服务中心选择合作还是不合作策略的结果也无差异。因此，在 x_0 和 y_0 分别是城市综合医院和社区卫生服务中心选择合作的频率。

3.2 非对称合作模型混合策略均衡解

3.2.1 非对称合作模型求解

通过对城市综合医院与社区服务中心合作模型的构建，本书在假定实力对比系数已知的情况下，通过推导得出了两者的混合策略均衡解，即综合医院和社区卫生服务中心合作过程中各自选择合作的行为策略的频率 $[(x_0, 1-x_0), (y_0, 1-y_0)]$，其中，$x_0 = \dfrac{v-c}{4k(1-k)v - 4(1-k)v + v - c}$；

$y_0 = \dfrac{v-c}{4k^2v - 4kv + v - c}$。下面我们开始讨论均衡点各参量的性质。

令 $m = \dfrac{v}{c}$ 表示综合医院与社区卫生服务中心合作时发生的冲突单位成本收益。$h = \dfrac{k}{1-k}$，表示综合医院与社区卫生服务中心的实力对比，或者二者的非对称性程度。

依据假设条件 $v \leqslant c$，可知 $0 \leqslant m \leqslant 1$；由 $0 < k < 1$，可知，$h > 0$；事实上，$k \geqslant 0.5$，因此，$h > 1$。这样，$x_0 = \dfrac{v-c}{4k(1-k)v - 4(1-k)v + v - c} = \dfrac{(m-1)(1+h)^2}{(m-1)(h+1)^2 - 4m}$。

$y_0 = \dfrac{v-c}{4k^2v - 4kv + v - c} = \dfrac{(1-m)(1+h)^2}{(1+h)^2 - m(h-1)^2}$。

可见，x_0 和 y_0 的大小取决于参数 m 和 h。为了便于讨论，本书在分别假定一个参量为常数的情况下，考察另一个参数变化对 x_0 和 y_0 的影响情况。

（1）城市综合医院与社区卫生服务中心实力比一定 在城市综合医院与社区卫生服务中非对称程度 h 选定的情况下，综合医院与社区卫生服务中心选择合作的频率是二者合作冲突的单位成本收益比的函数。为了展示二者的关系，我们分别取综合医院与社区卫生服务中心实力比的k值为0.5，0.6，0.7，0.8，0.85，0.9，0.95，0.98和0.99的九种情况下，考察分析综合医院和社区卫生服务中心的混合策略均衡概率x_0和y_0随冲突单位成本收益比m值的变化而变化的情况，具体数据见表3-3。

表3-3 非对称程度k（h）一定情况下x_0和y_0与m取值关系表

k	h	m	x_0	y_0	k	h	m	x_0	y_0	k	h	m	x_0	y_0
	1	0.1	0.9	0.9		1.5	0.1	0.93	0.90		2.33	0.1	0.96	0.91
	1	0.2	0.8	0.8		1.5	0.2	0.86	0.81		2.33	0.2	0.92	0.83
	1	0.3	0.7	0.7		1.5	0.3	0.78	0.71		2.33	0.3	0.87	0.74
	1	0.4	0.6	0.6		1.5	0.4	0.70	0.61		2.33	0.4	0.81	0.64
0.5	1	0.5	0.5	0.5	0.6	1.5	0.5	0.61	0.51	0.7	2.33	0.5	0.74	0.54
	1	0.6	0.4	0.4		1.5	0.6	0.51	0.41		2.33	0.6	0.65	0.44
	1	0.7	0.3	0.3		1.5	0.7	0.40	0.31		2.33	0.7	0.54	0.34
	1	0.8	0.2	0.2		1.5	0.8	0.28	0.21		2.33	0.8	0.41	0.23
	1	0.9	0.1	0.1		1.5	0.9	0.15	0.10		2.33	0.9	0.24	0.12
	4	0.1	0.98	0.93		5.67	0.1	0.99	0.95		9	0.1	1.00	0.96
	4	0.2	0.96	0.86		5.67	0.2	0.98	0.89		9	0.2	0.99	0.92
	4	0.3	0.94	0.78		5.67	0.3	0.96	0.82		9	0.3	0.98	0.87
	4	0.4	0.90	0.70		5.67	0.4	0.94	0.75		9	0.4	0.97	0.81
0.8	4	0.5	0.86	0.61	0.85	5.67	0.5	0.92	0.66	0.9	9	0.5	0.96	0.74
	4	0.6	0.81	0.51		5.67	0.6	0.88	0.57		9	0.6	0.94	0.65
	4	0.7	0.73	0.40		5.67	0.7	0.83	0.46		9	0.7	0.91	0.54
	4	0.8	0.61	0.28		5.67	0.8	0.74	0.33		9	0.8	0.86	0.41
	4	0.9	0.41	0.15		5.67	0.9	0.55	0.18		9	0.9	0.74	0.24
	19	0.1	1.00	0.98		49	0.1	1.00	0.99		99	0.1	1.00	1.00
	19	0.2	1.00	0.95		49	0.2	1.00	0.98		99	0.2	1.00	0.99
	19	0.3	1.00	0.92		49	0.3	1.00	0.97		99	0.3	1.00	0.98
	19	0.4	0.99	0.89		49	0.4	1.00	0.95		99	0.4	1.00	0.97
0.95	19	0.5	0.99	0.84	0.98	49	0.5	1.00	0.93	0.99	99	0.5	1.00	0.96
	19	0.6	0.99	0.78		49	0.6	1.00	0.89		99	0.6	1.00	0.94
	19	0.7	0.98	0.69		49	0.7	1.00	0.85		99	0.7	1.00	0.92
	19	0.8	0.96	0.57		49	0.8	0.99	0.76		99	0.8	1.00	0.86
	19	0.9	0.92	0.37		49	0.9	0.99	0.59		99	0.9	1.00	0.74

由表3-3显示的x_0和y_0与m值的变化关系可知，在给定k（h）值的情况下，城市综合医院和社区卫生服务中心采取合作策略的频率x_0和y_0都随着合作冲突单位成本收益的变化而变化。总体来看，合作冲突的单位成本收益取值越大，对应的均衡合作频率x_0和y_0的取值越小，随着单位成本收益取值的减小，均衡合作频率x_0和y_0的取值都在增加，即二者选择合作的概率均提高。具体来看，在二者的实力比值取值k=0.8，相应h=4的情况下，当m取值为0.1时，综合医院选择合作的概率为98%，社区卫生服务中心选择合作的概率为93%。当m取值为0.5时，综合医院选择合作的概率下降到86%；社区卫生服务中心选择合作的概率下降到了61%。在m取值增加到0.8时，综合医院选择合作的概率下降到了61%，而社区卫生服务中心选择合作的概率降到了28%；更进一步，在m取值增加到0.9时，综合医院选择合作的概率进一步降低到了41%，而社区卫生服务中心选择合作的概率降低到了15%。在实力非对称程度去取其他值的情况下，二者也呈现出类似的变动关系。总之，它们在其实力对比一定的情况下，二者合作的混合策略均衡解x_0和y_0均与合作冲突的单位成本收益比负相关。这说明，城市综合医院与社区卫生服务中心合作冲突的单位成本收益比越大，双方基于自身利益的考虑，选择竞争策略的概率越大，从而选择合作策略的概率越小。

另外，表3-3也初步反映出了城市综合医院与社区卫生服务中心实力比取不同值的情况下，二者合作混合策略均衡x_0和y_0的大致变化情况，即二者实力越接近，选择合作的概率越小，二者实力差距越大，选择合作的概率也越大。下面我们进一步分析在合作冲突单位成本收益比一定的情况下，二者的非对称实力比变化对其选择合作概率的影响。

（2）合作冲突的单位成本收益比一定　在城市综合医院与社区卫生服务中心合作冲突的单位成本收益比（m）一定的条件下，二者选择合作的混合均衡策略的频率x_0和y_0都是其实力非对称程度h（k）的函数。为了揭示非对称实力比系数与二者选择混合策略均衡频率的关系，我们分别给定m值为0.1到0.9之间的九个取值，分别计算出在k取不同数值下相应的x_0和y_0值，得到x_0和y_0随k（h）值的不同而对应的关系见表3-4。

表3-4 单位成本收益比（m）一定情况下x_0与h的取值关系表

m	k	h	x_0	y_0	m	k	h	x_0	y_0	m	k	h	x_0	y_0
	0.5	1	0.90	0.90		0.5	1	0.80	0.80		0.5	1	0.70	0.70
	0.6	1.5	0.93	0.90		0.6	1.5	0.86	0.81		0.6	1.5	0.78	0.71
	0.7	2.3	0.96	0.91		0.7	2.3	0.92	0.83		0.7	2.3	0.87	0.74
	0.8	4	0.98	0.93		0.8	4	0.96	0.86		0.8	4	0.94	0.78
0.1	0.85	5.7	0.99	0.95	0.2	0.85	5.7	0.98	0.89	0.3	0.85	5.7	0.96	0.82
	0.9	9	1.00	0.96		0.9	9	0.99	0.92		0.9	9	0.98	0.87
	0.95	19	1.00	0.98		0.95	19	1.00	0.95		0.95	19	1.00	0.92
	0.98	49	1.00	0.99		0.98	49	1.00	0.98		0.98	49	1.00	0.97
	0.99	99	1.00	1.00		0.99	99	1.00	0.99		0.99	99	1.00	0.98
	0.5	1	0.60	0.60		0.5	1	0.50	0.50		0.5	1	0.40	0.40
	0.6	1.5	0.70	0.61		0.6	1.5	0.61	0.51		0.6	1.5	0.51	0.41
	0.7	2.3	0.81	0.64		0.7	2.3	0.74	0.54		0.7	2.3	0.65	0.44
	0.8	4	0.90	0.70		0.8	4	0.86	0.61		0.8	4	0.81	0.51
0.4	0.85	5.7	0.94	0.75	0.5	0.85	5.7	0.92	0.66	0.6	0.85	5.7	0.88	0.57
	0.9	9	0.97	0.81		0.9	9	0.96	0.74		0.9	9	0.94	0.65
	0.95	19	0.99	0.89		0.95	19	0.99	0.84		0.95	19	0.99	0.78
	0.98	49	1.00	0.95		0.98	49	1.00	0.93		0.98	49	1.00	0.89
	0.99	99	1.00	0.97		0.99	99	1.00	0.96		0.99	99	1.00	0.94
	0.5	1	0.30	0.30		0.5	1	0.20	0.20		0.5	1	0.10	0.10
	0.6	1.5	0.40	0.31		0.6	1.5	0.28	0.21		0.6	1.5	0.15	0.10
	0.7	2.3	0.54	0.34		0.7	2.3	0.41	0.23		0.7	2.3	0.24	0.12
	0.8	4	0.73	0.40		0.8	4	0.61	0.28		0.8	4	0.41	0.15
0.7	0.85	5.7	0.83	0.46	0.8	0.85	5.7	0.74	0.33	0.9	0.85	5.7	0.55	0.18
	0.9	9	0.91	0.54		0.9	9	0.86	0.41		0.9	9	0.74	0.24
	0.95	19	0.98	0.69		0.95	19	0.96	0.57		0.95	19	0.92	0.37
	0.98	49	1.00	0.85		0.98	49	0.99	0.76		0.98	49	0.99	0.59
	0.99	99	1.00	0.92		0.99	99	1.00	0.86		0.99	99	1.00	0.74

由表3-4可知，在合作冲突的单位成本收益比一定的条件下，二者混合策略均衡的合作频率x_0和y_0的取值与其非对称程度h正相关，即城市综合医院与社区卫生服务中心之间的实力悬殊越大，二者选择合作的频率越高，选择竞争的频率越小；二者实力悬殊越小，选择合作的频率越高，选择竞争的频率越低，选择竞争策略的频率越高。譬如，在m取值为0.5的情况下，如果k值取0.5，二者选择合作的频率均为50%；如果k值取0.8，综合医院选择合作的频率提高到了86%，社区卫生服务中心选择合作的频率也提高到了61%；如果k值取0.9，综合医院选择合作的概率提高到了96%，社区卫生服务中心选择合作的频率也提高到了74%。如果k值取0.98，综合医院选择合作的概率将提高到100%，而社区卫生服务中心选择合作的概率也将提高到93%。如果k值取0.99，社区卫生服务中心选择合作的概率相应提高到96%。特殊情况下，即在$k=1$时，无论合作冲突单位收益成本比值的大小，二者处于一体化状态，选择合作的概率都是100%。也就是说，在非对称系数为1时将不存在合作冲突问题，而是内部一体化的问题。在$k=0.5$时，无论m取任何值，都是该特定情况下二者合作频率的最小值，也就是说，在二者实力均等的情况下，它们选择合作的概率最低，它们之间发生竞争冲突的可能性最大。

另外，表3-3、表3-4的数值还显示出，无论是在非对称程度一定情况下还是在合作冲突的单位成本收益比一定的情况下，城市综合医院选择合作的概率均高于社区卫生服务中心。这说明综合医院更倾向于与社区卫生服务中心合作；而社区卫生服务中心相对综合医院更倾向于选择竞争策略。

3.2.2　模型结果分析

城市综合医院与社区卫生服务中心合作混合策略的均衡解表明，二者选择合作的频率与合作收益和冲突成本以及二者的实力对比密切相关。也就是说，合作收益、冲突成本和实力对比是决定二者合作意愿的重要影响因素。在实力对比一定的情况下，如果合作收益一定，冲突成本越大，二者选择合作的频率越高，选择竞争的意愿越低；冲突成本越小，二者选择竞争的频率越高，合作的意愿越低。如果冲突成本一定，合作收益越大，二者选择合作的频率越低，选择竞争的意愿越强；合作收益越低，二者选择合作的意愿越强，选择竞争的可能性越小。在合作冲突单位收益比一定，也就是在合作收益和合作冲突成本都一定的情况下，二者之间的实力差距越大，它们选择合作的意愿越强，选择竞争的可能性越小；反之，二者之间的实力差距越小，它们选择合作的意愿越弱，选择竞争的可能性越大。因此，冲突成本、医疗利润空间以及综合医院与社区卫生服务中心的实力比应该是我们设计促进综合医院与社区卫生服务中心合作的理论基础和依据。当前，加快社区卫生服务中心建设、推进城市综合医院与社区卫生服务中心合作，扭转医疗卫生服务体系"碎片化"的现状是新医改的目的和要求。

3.3 非对称合作的基础及条件

3.3.1 非对称合作的影响因素

通过上述分析，在非对称合作的过程中，影响合作效果的因素主要包括：双方的合作意愿是合作产生的主要动力，而影响合作意愿的因素又包括：实力对比、冲突成本以及合作收益。

3.3.2 非对称合作基础及条件

本书依据非对称合作分析的结论，针对城市综合医院与社区卫生服务中心合作问题提出以下政策建议。

（1）依据城市综合医院与社区卫生服务中心的合作意愿与单位成本收益比负相关并且二者选择竞争的动力源自于功能重叠部分的竞争收益，建议医疗监管部门通过对慢性病、常见病等病症的用药及药价进行控制，压缩二者竞争领域的利益空间，进而提高单位成本收益比，增强二者选择合作的意愿。

（2）同样，针对提高单位成本收益比，建议逐步放开常见病、慢性病等领域的医疗市场，加强民营医疗机构的培育，强化该领域的竞争程度，提高竞争成本，同样通过提高单位成本收益比，实现增强二者合作意愿的目的。

（3）依据二者选择合作的频率与其实力差距，即非对称性正相关的结论，建议医疗卫生监管部门在推进二者合作时，应根据各地区医疗机构发展的实际情况分区域逐步推进，避免在政策上脱离实际的一刀切。譬如，在综合医院与社区卫生服务中心发展差距较大的区域，在加强社区卫生服务中心建设的同时，优先推进二者的合作；而在二者发展差距较小的城市区域，不必急于推进二者的合作；可以选择继续加快社区卫生服务中心建设，甚至可以选择鼓励二者竞争发展的政策。

（4）依据二者实力对比或非对称性程度越大，选择合作的概率越高的结论，可以推测实力较强的综合医院可以采取奖惩措施激励社区卫生服务中心采取合作策略，也就是说，如果城市综合医院能够对社区卫生服务中心采取有效的奖惩，那么，社区卫生服务中心选择合作是它的占优策略。据此，建议城市综合医院与社区卫生服务中心建立合作关系时，处于强势地位的医院应该建立有效的奖惩规则，并加强监督，促使社区卫生服务中心与相应医院之间的关系是重复和自愿服从的关系，这将有利于二者合作关系的稳定和医疗体系的完善。

（5）依据社区卫生服务中心相对城市综合医院选择竞争策略医院较强的特点，建议在大力推进社区卫生服务中建设工作的同时，积极鼓励民间资本参与社区卫生服务中心建设，选择特定区域进行社区卫生服务中心市场化试点工作。

3.4　本章小结

本章在传统的鹰鸽博弈模型的基础上，充分考虑城市综合医院与社区卫生服务中心合作的非对称性，建立了非对称合作鹰鸽博弈模型，通过模型分析，得出了双方的实力对比、冲突成本以及合作收益等参数变化对非对称合作的影响，提出了促进双方合作的基础和条件。

第4章
分级诊疗合作的模式选择分析

4.1 F-H分析的基本概念

4.1.1 F-H分析的基本思想

经典的对策理论采用的是策略分析法,对稳定性的判断是基于纳什均衡。对策论的基本思想是通过预测对方对自己选择策略的反映来确定自己的稳定策略,并由基于每个局中人自身利益最大化的稳定策略构成最终局势。这种基于自身利益最大化的策略选择,只考虑了局中人相互间对策略选择的反映,并没有考虑相互间的策略选择对最终结果的影响,因而导致很多类似"囚徒困境"悖论的出现。以"囚徒困境"为代表的对策悖论揭示出了以追求个体利益最大化的策略选择导致全局利益劣等解的矛盾,即个体理性与集体理性的矛盾问题。

F-H分析法是加拿大学者Fraser和Hipel在Howard模型改进的基础上提出来的,简称F-H分析法。F-H分析法基于策略选择分析,在稳定性分析方面改变策略稳定性的分析,而采用更加能够反映整体利益的局势稳定性分析。F-H

分析法的基本思想是基于某一局势，考虑多个局中人中的一个局中人通过改变策略离开目前局势，是否能够达到更好的局势；其他局中人如何应对该局中人的移动和反移动；以及同其他局中人合作，使合作者都受益的方案是否符合自身的利益诉求等。F-H分析就是沿着这一思路分析冲突的每一个局势，得出符合各局中人整体利益的最终结果，进而为各局中人提供解决冲突的合理策略选择方案。

4.1.2　F-H分析的基本概念

（1）局中人（参与者）　是指参与冲突的组织或个人（利益主体），参与者至少要有两个或两个以上，并且每个参与者都要有部分或全部的独立决策权。

（2）策略选择　在冲突事件中，各参与者可能选择的策略或行动。冲突局势及结局都是各参与者的策略选择或行动形成的态势。

（3）局势　各参与者的策略选择的不同组合构成冲突事件的基本局势。

（4）偏好排序　各参与者依据自己的目标和偏好进行局势优先排序，形成各自的局势偏好。

（5）单方移动与单方改进　给定某一局势，在其他参与者不改变策略的情况下，某一参与者单方面改变策略使该局势转移到另一可行局势，这种局势的移动便是该决策者的单方面移动。如果决策者通过单方面移动能够达到比给定局势更好的局势，这种单方改进便是决策者的单方改进。

（6）合理局势　如果给定局势对于决策者不存在单方改进局势，则该局势就是该决策者的合理局势。

（7）必然制裁　某一决策者单方改进后，其他决策者对其单方改进又存在单方改进，并且改进后的局势对于该决策者而言还不如未做单方改进的局势，该局势对该决策者而言存在必然制裁。

（8）相继稳定局势　对于给定局势的每一个单方改进都存在必然制裁，该局势是决策者的相对稳定性局势。

（9）不稳定局势　对于给定局势，某一决策者的单方改进不存在必然制裁，该局势是该决策者的不稳定局势。

（10）同步稳定局势　给定某一局势，该局势对局中人都不稳定，如果局中人都试图进行各自的单方改进，使局势移动到某一新局势，但新局势可能对他们中的某一人或全体都不利，则原局势是同步稳定局势。决策者不会进行单方改进，新局势也无法形成。

4.1.3 F-H分析方法

F-H分析属于博弈论的一个分支，是由Fraser和Hipel教授在20世纪80年代提出的基于局势分析的决策分析方法。F-H分析法的思想内核是对于给定的冲突局势，某一局中人离开是否能达到更好的局势；其他中局局中人如何应对该局人的移动；据此，通过局中人的移动和反移动寻求各方都能接受的稳定局势。因而，F-H分析用博弈论和模型化的语言可以表述为：G=（N，Q，V，UI）。其中，N=（1，2，3，i…）是参与人集合；Q=（q_1，q_2，q_3，q_i，…）是当前条件下局中人的所有可选策略局势，q_i是局中人i的行动策略。V是各局中人对所有可行局势的偏好排序。UI是各局中人对各偏好排序的单方改进局势集。在现实中，冲突问题一旦出现，各局中人都会依据自己的处境、实力和目标等对各种可能局势进行偏好排序，寻求自身利益最大化的可能结局；但是，由于利益的相互牵制，某一局中人的单方面的移动很有可能会受其他局中人的制裁。这样，通过局中人的局势移动和反移动最后形成各方都能接受得分局势，即稳定局势。F-H分析法就是按照这种思路来分析冲突的可能结果，并据此预测冲突的合理结果，为决策者理解冲突和解决冲突问题提供帮助。F-H分析法应用的步骤如图4-1所示。

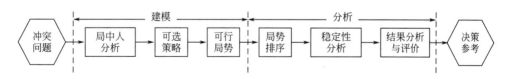

图4-1　F-H分析法应用步骤

4.1.4 F-H分析程序

冲突问题具有动态发展性，冲突分析的特点就是能够最大限度地利用信息，对难以定量描述的现实问题进行逻辑分析，分析事态发展过程，预测冲突发展结果，进而帮助决策者缜密思考和科学决策。F-H冲突分析模型是解决多人多目标决策的有效分析工之一。F-H分析在程序上主要包括分析现实冲突问题、提炼并构建模型、局势稳定性分析、结果分析和决策应用五个部分，其中建模和稳定性分析是关键环节。F-H分析的基本程序见图4-2。

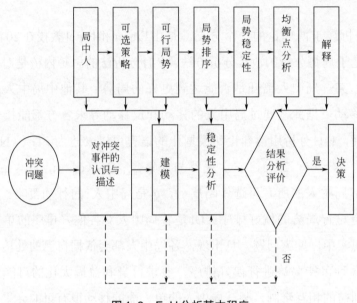

图4-2　F-H分析基本程序

（1）F-H分析建模　冲突分析建模是在对实际冲突问题分析提炼的基础上将冲突问题结构进行抽象化的模型表述。建模的本质是分析冲突问题的结构，确定冲突设计的参与者，参与者的可选措施和策略；并由各参与者的策略集合确定可行局势及各参与者的局势偏好向量以及各参与者的单方改进局势，进而为稳定分析奠定基础。

（2）稳定性分析　基于局中人都会朝着对自己最有利的方向改变其策略；会考虑其他局中人对自己策略的可能反应及其对自己的影响以及全局稳定性结局对每个局中人都是稳定的结局的三个假设，稳定性分析的目的是寻求冲突各方都能接受的稳定结局。具体来看，就是运用合理稳定、相继稳定和同步稳定的判断准则分析各参与者的局势稳定性，寻找冲突问题的均衡解。在多于一个均衡解的情况下，要对这些均衡解进行可行性分析，确定最可能的均衡解。判断某一局势是否为某一参与者稳定局势的步骤如图4-3所示。

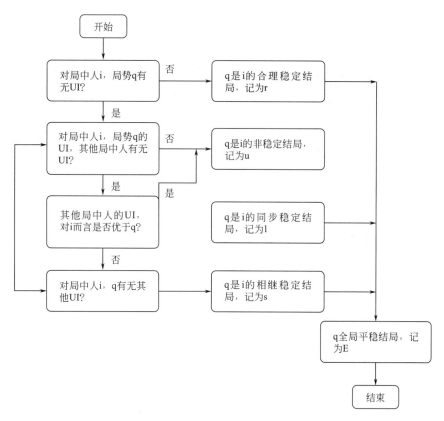

图4-3　判断某一局势是否为某一参与者稳定局势的步骤

4.2　分级诊疗合作中的F-H分析模型

4.2.1　城市综合医院与社区卫生服务中心分级诊疗合作建模背景

医疗卫生服务是直接与居民的健康和生命密切相关的特殊服务行业，它的服务提供主体是各级医疗卫生服务机构；服务的对象是社区居民和患者；服务的内容是专业知识和诊疗技术；服务效果是患者恢复健康。鉴于疾病的复杂性和多样性，医疗服务需求具有连续性和一致性，因而，对医疗服务机构的服务供给有整体性和连续性的要求。伴随我国医疗卫生体制的改革，医疗卫生服务体系在向多元、分层、竞争发展的同时，也出现了割裂、碎片和无序的问题，致使患者就医成本增加、就医费用高涨和就医困难，进而引发很多医患矛盾和社会问题。在此背景下，为了缓解医患关系、降低医疗费用，推动综合医院与社区卫生服务中心开展合作，逐步形成优势互补、分工合作的医疗卫生服务体系成为政府"新医改"的重要目标和任务。本书将基于政府、综合医院和社区卫生服务中心在合作推进过程中的行为逻辑，采用F-H分析方法探求综合医院与社区卫生服务中心合作的推进模式。

4.2.2　合作推进模式的局中人

4.2.2.1　参与者（局中人）

在综合医院与社区卫生服务中心分级诊疗合作过程中，涉及的相关利益主体包括上级政府、基层政府、二级医院、三级医院和社区卫生服务中心。为了分析的方便，我们将上级政府和基层政府统一抽象为政府；将二级医院和三级医院抽象为综合医院。这样，二、三级综合医院与社区卫生服务中心合作的问题就简化为政府、综合医院和社区卫生服务中心三个参与者（局中人）。

4.2.2.2　参与者（局中人）的策略选择

在推进医院和社区卫生服务中心合作过程中，政府、综合医院和社区卫生服务中心均基于自身的利益和目标以及其他参与者的策略选择不同的应对策略。具体行为逻辑如下：

（1）政府　在"看病难、看病贵"已经成为社会矛盾焦点之一和医疗费用不断上涨，财政压力不断增加的压力下，推进综合医院与社区卫生服务中心合作，形成分工合作，完善医疗服务供给体系和供给结构成为政府当前面临的一项重要任务。当然，在综合医院与社区卫生服务中心满足各自优势互补性大于替代性的合作条件时，即使政府不推动，综合医院与社区卫生服务中心也有自行合作的动力和要求。无论如何，目前条件下，政府不会选择反对综合医院与社区卫生服务中心合作，因此，政府在综合医院与社区卫生服务中心合作问题上有两个策略选择，即推动或不推动。

（2）综合医院 经过前期几轮商业化和市场化改革导向的推动，综合医院借助传统、资源和规模优势获得了较大的发展。并且，在"自由择医"的就医机制下，伴随医疗资源向医院的集中，患者为了自身的健康和生命安全也不断向综合医院集中，呈现出"从高就医"趋势。为了自身的利益和满足各类患者的需求，综合医院也不断扩张规模，基础门诊医疗及专科门诊和住院医疗的能力也不断提高，整体医疗服务能力不断提升和强化，呈现基础医疗和专科医疗全方位发展态势。尽管患者向综合医院不断集中，综合医院的诊治压力不断加大，但基础门诊医疗也是综合医院收入的重要来源之一，因而，为了自身的利益，如果没有外部的政策压力或竞争压力，综合医院不会主动将门诊病人转给社区卫生服务中心，即不会主动与社区卫生服务中心合作。如果政府积极推动，或者社区卫生服务中心与综合医院具有互补性，综合医院将会选择与社区卫生服务中心合作。因而，综合医院在与社区卫生服务中心合作问题上有两种策略选择，即合作或不合作。

（3）社区卫生服务中心 社区卫生服务中心的定位是全科基础医疗和居民卫生健康服务。我国的社区卫生服务中心起步比较晚，真正实现快速发展是2006年，至今只有10年时间。国家培养的全科医生还没有到位，社会认可度也低；运行激励机制有待完善，社区卫生服务中心的医疗设备还比较滞后，患者对社区医疗的信任度还不高。为了适应自身定位和发展的需要，社区卫生服务中心会积极参与与综合医院合作。如果社区卫生服务中心出于懒汉、不作为心理，也有可能会选择不合作，但这是一种非理性的选择。因此，在合作问题上，社区卫生服务中心有两种策略选择，即参与或不参与。

4.2.3 合作局势

在综合医院与社区卫生服务中心合作问题中，经过抽象和简化，局中人包括政府、综合医院和社区卫生服务中心。政府在合作问题上有两种策略选择：推动或不推动；综合医院有两种策略选择：合作或不合作；社区卫生服务中心有两种策略选择：参与或不参与。政府、综合医院与社区卫生服务中心都会依据自身的利益需求和对方的策略选择来选择自己的策略，三方都选定的一个策略组成的策略组合，就形成一个局势。这样，理论上，三方的策略选择组合形成的局势共有 $2^{2+2+2}=64$ 个，实际上，总局势中有很多局势是不可能局势。譬如：政府不可能即选择推动合作又选择不推动合作；综合医院不可能即选择合作又选择不合作；社区也不可能即选择参与又选择不参与。我们剔除不可能方案，政府可行方案有两种，综合医院可行方案有两种，社区卫生服务中心可行方案有两种，三方可行局势共有 $2×2×2=8$ 种。这种经过剔除简化后得到的局势是综合医院与社区卫生服务中心合作冲突的可行局势。得到可行局势后，利用二进制数向十进制数的转化规则，将每一可行局势转化为十进制数，结果见表4-1。

表4-1　综合医院与社区卫生服务中心合作冲突的可行局势

局中人	行动策略	局势							
综合医院	合作	1	1	1	1	0	0	0	0
	不合作	0	0	0	0	1	1	1	1
政府	推动	1	1	0	0	1	1	0	0
	不推动	0	0	1	1	0	0	1	1
社区	参与	1	0	1	0	1	0	1	0
	不参与	0	1	0	1	0	1	0	1
十进制数		45	77	57	89	46	78	58	90

4.2.4　合作局势偏好排序分析

4.2.4.1　政府局势偏好排序分析

在医疗问题已经成为备受社会关注、医疗费用不断增加、财政医疗支出压力不断增大的背景下，综合医院与社区卫生服务中心合作是缓解"看病难、看病贵"，缓解医患关系，降低医疗费用，减轻财政医疗支出压力的重要途径。因而，政府对局势的偏好排序原则是：要合作，代价低。即如果综合医院能与社区卫生服务中心主动合作，政府可以不推动；如果二者有一方不合作，政府都会推进合作。据此，推出政府局势偏好排序，结果见表4-2。

4.2.4.2　综合医院局势偏好排序分析

综合医院拥有雄厚的医疗资源优势，具备提供基础门诊、专科门诊和住院服务的综合实力；相对社区卫生服务中心，即便基础门诊医疗也具有明显的优势。依据合作理论，自然形成合作的条件必须是双方拥有资源的互补性和替代性的比例大于1。目前，社区全科的优势没有形成，综合医院基础门诊的优势还比较明显，社区还不具备与综合医院互补的基础和能力；也就是说，社区并不具备与综合医院自然合作的条件。这样，在没有外部压力的推动下，综合医院必然没有选择与社区合作的动力。但政府掌握着大量的公共资源，综合医院的利益受政府的制约，如果政府推动合作，综合医院将会选择合作，否则，选择不合作。据此，对综合医院的局势偏好做出排序，结果见表4-2。

4.2.4.3　社区卫生服务中心局势偏好排序

社区卫生服务中心发展起步晚、资源配置相对滞后，患者信任度低，自我发展能力较差，医疗服务水平和能力都有待提升。为了生存和发展，社区卫生服务中心将选择积极参与与综合医院的合作，期望能够利用综合医院的品牌和影响力逐步提升自己的医疗水平。理论上，即使没有外力的推动，为了生存和发展，社区卫生服务中心也会积极寻求合作。如果能够得到政府的支持，综合医院有合作的要求，社区卫生服务中心更会积极参与。据此，对社区卫生服务中心的偏好做出排序，结果见表4-2。

表4-2　综合医院与社区卫生服务中心的局势偏好排序表

局中人	偏好向量							
	1	2	3	4	5	6	7	8
政府排序	57	45	77	89	46	58	90	78
综合医院排序	90	58	45	77	78	46	57	89
社区排序	45	77	57	89	46	78	58	90

4.2.5　单方改进局势及局势稳定性分析

4.2.5.1　单方改进局势分析

在政府、综合医院、社区卫生服务中心所有可行局势和三者局势偏好排序的基础上，可以进行单方改进局势分析。譬如：对于政府的偏好局势57（011001），综合医院的对策是（01），社区卫生服务中心的策略是（01）。在综合医院和社区卫生服务中心策略保持不变的情况下，政府还有局势45与之相对应。对政府而言，对局势57的偏好强于局势45，因而局势57是政府的合理局势，没有单方改进局势。而对于局势45，政府对局势45的偏好要弱于57，这样，45是政府的一个单方改进局势。而对于政府局势77（100101），综合医院的对策是（01），社区卫生服务中心的对策是（10）。在综合医院和社区卫生服务中心的策略保持不变的条件下，政府还有一个局势89与之相对应，但政府对局势89的偏好弱于77，因而，77没有单项改进局势。依此对政府的其他局势进行单项改进分析，分析每一个局势是否有单方改进局势，如果有表示在该局势的下方。同样，采用类似的办法分析综合医院和社区卫生服务中心的当方改进局势，并分别标出，为下一步的稳定性分析做好准备。

4.2.5.2　局势稳定性分析

在稳定分析中，如果某一局势对局中人 i 没有单方改进局势，则该局势是局中人 i 的合理稳定局势，记为 r。如果某一局势对局中人 i 存在单方改进局势，且改进局势没有受到其他局中人的制裁或制约，那么，该局势对于局中人 i 而言不是稳定局势，记为 u。如果某一局势对于局中人 i 存在单方改进局势，但对于局中人 i 的单方改进局势，其他局中人又有单方改进局势与之对应，并且，其他局中人的改进局势对于局中人 i 而言还不如原局势，那么，原局势则是局中人 i 的相继稳定局势，记为 s。如果对于局中人 i 的单方改进局势，其他局中人相应的改进局势优于原局势，则经过多方改进后的局势是局中人 i 的同步稳定局势，记为 l。依据上述四种稳定局势的判断标准，对政府、综合医院和社区卫生服务中心的局势依次进行稳定性分析，结果见表4-3。

表4-3 综合医院与社区卫生服务中心合作局势稳定性分析

局中人	稳定性								
政府	稳定性	r	s	r	u	r	u	r	u
	原局势	57	45	77	89	46	58	78	90
	单方改进		57		77		46		78
综合医院	稳定性	r	r	r	r	u	u	u	u
	原局势	90	58	45	77	78	46	57	89
	单方改进					77	45	58	90
社区	稳定性	r	u	r	s	r	u	r	u
	原局势	45	77	57	89	46	78	58	90
	单方改进		45		57		46		58

4.2.5.3 全局稳定性分析

如果某一局势对于所有局中人来说都是稳定局势（合理稳定、相继稳定、同步稳定），那么，该局势就是冲突问题的合理局势。通过上面的分析，我们已经得出在综合医院与社区卫生服务中心合作冲突问题中，各局中人的稳定局势：

政府的稳定局势为（57，45，77，46，78）；

综合医院的稳定局势是（90，58，45，77）；

社区的稳定局势是（45，57，89，46，58）。

在三者的稳定局势中，只有局势45是**共同稳定局势**，因而，局势45是综合医院与社区卫生服务中心合作冲突问题的全局稳定局势，其内涵是综合医院与社区卫生服务中心合作问题上，需要政府采取积极推进策略，社区积极参与，综合医院才会选择合作策略。如果没有政府的支持，即使社区卫生服务中心积极参与，综合医院也会改变策略将局势调整到局势46，进而合作无法实现。如果政府积极推动，譬如在局势46的情况下，综合医院迫于政府的压力，也会调整策略将局势推进到45的状态，保持合作的局面。

4.2.6 合作推进模型分析结论及启示

综合医院与社区卫生服务中心合作的F-H分析结果表明：在当前的市场竞争条件下，因社区卫生服务中心与综合医院没有形成优势互补的合作条件，综合医院对与社区卫生服务中心合作没有动力和积极性。**政府在医疗问题日益突出，逐步演化为社会问题的条件下有推进综合医院与社区卫生服务中心合作，改善医疗卫生服务体系，提高居民满意度的要求和动力。**社区卫生服务中心出于生存和发展需要，有参与与综合医院合作的愿望，但迫于自身能力和资源的限制，无法引起综合医院与之合作的兴趣，需要政府的支持和推动。当前综合医院与社区卫生服务中心能否合作的难点都在综合医院，能否合作的**动力源在政府**。总之，理论分析的结果告诉我们单纯依靠利益导向很难实现综合医院与社区卫生服务中心的合作，更难以实现提高基层医疗服务能力，改善医疗卫生服务体系结构的目标。因此，我国综合医院与社区卫生服务中心合作需**要在政府的主导下，通过加大改革和推进力度，解决综合医院合作动力不足和积极性不够的问题，进而推动综合医院积极参与，实现综合医院与社区卫生服务中心合作，带动社区发展的目标。**

4.3 分级诊疗合作模式选择的F-H分析模型

4.3.1 分级诊疗合作模式选择模型构建的背景

4.3.1.1 综合医院与社区卫生服务中心分级诊疗合作的背景

城市综合医院与社区卫生服务中心进行分级诊疗合作的改革方向已经确立，但在合作模式的选择方面，政府、综合医院和社区卫生服务中心作为医疗卫生服务提供体系的参与者由于相互之间目标和利益的不一致，相互之间存在着内在的矛盾和冲突。如何依据实际，在兼顾各方利益和需求的基础上选择合适的合作模式是当前"新医改"面临的紧迫而现实的重要任务。

4.3.1.2 模型构建时间点

在"新医改"政策推出和政府大力推进的大背景下，综合医院与社区卫生服务中心分级诊疗合作已经是大势所趋，但在合作过程中，综合医院与社区卫生服务中心由于合作目标和利益诉求的差异，相互间在合作模式的选择上存在着偏好冲突。为了促进综合医院与社区卫生服务中心的稳定合作，需要构建冲突分析模型，在兼顾各方利益的基础上，通过模型分析找到各方均能接受的合作模式。

中国的医疗卫生体制改革起始于20世纪80年代中期，经过几轮市场化的改革和商业化的实际运行，不但没有解决原来的"看病难"和"看病贵"问题，反而致使医疗问题面临的形势更加严峻，"看病难"和"看病贵"问题日益突出。这引致医疗服务市场化改革的取向备受争议，医疗服务的公平性也受到各界的不断质疑。在此背景下，2005年12月，国务院出台了《关于大力发展城市社区卫生服务的决定》，显示出政府认识到了对医疗卫生领域推行市场化的不足。2009年，国务院发布的《关于深化医药卫生体制改革的意见》和《2009—2011年深化医药卫生体制改革实施方案》揭开了"新医改"构建公平有效的医疗卫生制度的大幕，其中，"完善医疗卫生服务体系、建立综合医院与社区卫生服务机构的分工协作机制"为其重要内容和要求。因此，本书以"新医改"启动的时间定为构建综合医院与社区卫生服务中心分级诊疗合作的冲突分析的时间点。

4.3.2 分级诊疗合作模式选择模型的局中人

4.3.2.1 参与者（局中人）

在综合医院与社区卫生服务中心分级诊疗合作的冲突分析模型中包括二级医院、三级医院、上级政府和基层政府以及居民和患者等众多利益相关者。为了便于分析，我们将二级医院和三级医院一起抽象为综合医院，并将抽象后的综合医院作为重要局中人之一。同样，上级政府和基层政府抽象为政府，并将政府作为重要局中人之一。社区卫生服务中心简化为社区，也是重要的局中人。因为居民和患者在综合医院与社区卫生服务中心的合作模式选择中没有决定性的影响，因而在构建合作模式冲突分析模型时予以忽略。这样，经过抽象处理，合作冲突分析模型中的局中人就简化为综合医院、社区和政府。

在综合医院与社区卫生服务中心分级诊疗合作模式选择中，政府考虑的重点是医疗卫生服务体系建设、医疗服务提供以及居民满意度和医疗费用问题。政府期望通过推进综合医院与社区卫生服务中心的合作促进不同层级医疗服务机构间分工合作，实现医疗服务供给的整体性和连续性，进而降低医疗费用，提高居民对医疗服务的满意度。综合医院作为独立的公益性利益主体，在通过向社会提供医疗服务获取收益的同时，还需要政府的财政补贴和相应政策支持，因而，政府对医疗服务的政策对综合医院的生存和发展至关重要。社区是公益性基层医疗卫生服务机构，承担着"六位一体"的综合性医疗卫生服务职能，但由于起步晚、资源不足，其能力与定位还不匹配，急需在政策支持和综合医院的帮助下提升医疗服务能力，为后续我国医疗卫生服务体系的完善、方便居民就近就医履行自己应尽的责任。

4.3.2.2 参与者（局中人）的策略选择

综合医院与社区卫生服务中心分级诊疗合作的策略空间是指各参与方可选择的策略集合。各方的每一个策略都对应一个结果，因而，综合医院、社区和政府的可选策略越多，博弈结果就越复杂。鉴于医院与社区的合作是政府推动的非对称合作，因而，分级诊疗合作过程是政府先做出推动合作模式的决定，然后，综合医院选择是否积极响应并执行政策；最后，社区依据合作模式是否与自身的利益相符做出是否积极参与的选择。如果在政府做出推进合作模式的政策选择后，无论是综合综合医院还是社区卫生服务中心有一方不支持，合作均无法实质性推进，合作将名存实亡，博弈终止。如果政府推出的合作模式能够得到综合医院和社区卫生服务中心的认可和支持，那么，该模式就是稳定的合作模式，博弈同样终止。因而，政府需要综合考量综合医院和社区卫生服务中心的需求，在可供选择的合作模式中选择各方均能接受或支持并有利于医疗卫生服务体系长期稳定发展的合作模式。

在实践过程中，综合医院与社区卫生服务中心分级诊疗合作已经探索出了院办院管、兼并重组、托管、联合体、对口支援等模式。依据不同合作模式中综合医院与社区卫生服务中心之间所有权和经营管理权之间的紧密程度关系，我们将合作系统中各参与主体实现所有权一体化和管理权一体化的合作模式归类为**紧密型合作模式**，这种合作模式包括已有院办院管模式和兼并重组模式。将合作系统中参与主体间均保持所有权独立和经营管理权独立，相互间只是以契约的形式进行合作的模式归类为**松散型合作模式**。这种合作模式包括对口支援模式。

将所有权各自独立，以契约的形式将部分经营管理权委托给另一方或第三方组织，并由其统一调配医疗资源的模式归类为**中间型合作模式（以托管和联合体模式为代表）**。其中，中间型合作模式又可以根据部分经营管理权让渡情况分为托管和联合体，托管是社区将部分经营管理权让渡给综合医院，从而形成介于紧密型和松散型之间，但属于医院与社区双方合作的中间型合作模式；医疗联合体是综合医院和社区分别将部分经营管理权让渡给联合体（也可称医疗联盟），政府提倡合作但缺乏有效激励及强制性约束，综合医院和社区卫生服务中心的参与带有被动性，经过前期多轮实践结果表明，政府不主导的医疗联盟其合作效果不理想，缺乏可持续性，例如：2000年成立的朝阳医院医疗联盟，经过3年的短暂运行于2003年解散，南京长江医院集团也运行不久已经解体，上海瑞金医院集团经过发展从医疗联盟提升为国内第一家医疗联合体。新型的医疗联合体因更强调政府在双方合作中提供政策引导和支持，提高政府在联合体中所发挥的激励和约束作用，弱化了医疗联盟这一自治组织在政策制定方面约束，提高了合作的可持续性和主动性。因此，本节分析中提到的中间型组织主要指政府参与的新型医疗联合体。

这样，经过对局中人和局中人策略选择的合作模式进行抽象后，局中人政府在合作模式政策推进上就有紧密型、中间型和松散型三种策略选择；综合医院和社区卫生服务中心对每种模式均有支持（参与）和不支持（不参与）两种策略选择。

4.3.3　分级诊疗合作模式选择局势

综合医院、社区卫生服务中心和政府都可根据其他参与者的选择方案确定自己的选择策略。三者都各自选定一个方案后形成的组合称为三者合作模式的一个局势。理论上，三者合作的可能局势有 $2^{3+2+2}=128$ 个；实际上，这些理论上的可能局势中存在很多不可行局势，譬如，在同一期间内，政府不可能既主推紧密型又主推松散型合作模式；综合医院不可能对政府主推的模式即选择支持，又选择不支持的态度。同样，综合医院和社区卫生服务中心不可能既支持紧密型模式又支持松散型模式。这样，我们将众多不可行局势剔除后得到的局势为实际可行局势。这样，在理论上政府的可行推进方案有 3 个，社区的可行方案有 2 个，综合医院的可行方案有 2 个，总的可行方案为 $3\times2\times2=12$ 个。具体见表4-4。

表4-4　综合医院与社区分级诊疗合作模式可行局势表

政府	紧密型	1	1	1	1	0	0	0	0	0	0	0	0
	中间型	0	0	0	0	1	1	1	1	0	0	0	0
	松散型	0	0	0	0	0	0	0	0	1	1	1	1
综合医院	支持	1	1	0	0	1	1	0	0	1	1	0	0
	不支持	0	0	1	1	0	0	1	1	0	0	1	1
社区	支持	1	0	1	0	1	0	1	0	1	0	1	0
	不支持	0	1	0	1	0	1	0	1	0	1	0	1
	十进制数	41	73	49	81	42	74	50	82	44	76	52	84

4.3.4　分级诊疗合作模式选择偏好排序分析

在政府推进综合医院与社区分级诊疗合作模式选择的12个可行局势中，政府、综合医院和社区作为局中人均基于自身的利益诉求和目标要求有着不同的行动逻辑和偏好，三者均对各种可行局势有着自己的偏好选择。具体分析如下：

4.3.4.1　政府局势偏好排序分析

综合医院与社区卫生服务中心分级诊疗合作整体上有利于形成医疗资源共享、分工合作的医疗服务供给体系；有利于信息共享、减少重复检查，降低医疗费用；有利于形成分级就诊、双向转诊、层次有序的医疗服务机制。鉴于医疗卫生服务的特殊性，政府对医疗服务机构的定位和要求对医疗服务的提供方式、质量和水平具有重要的导向作用。在医疗资源配置失衡、医疗费用持续快速增长，政府、社会和个人医疗负担不断加重，分级就诊缺失，转诊机制受阻、医疗服务机构间相互割裂，社区卫生服务中心发展滞后、居民不信任社区的多重背景下，政府在推进综合医院与社区卫生服务中心分级诊疗合作模式、重构医疗卫生服务体系的过程中，促进医疗资源共享，控制医疗费用，提升社区医疗卫生服务能力成为政府的重要任务和要求。基于以上分析，政府在推进综合医院与社区卫生服务中心分级诊疗合作模式选择上秉承以下原则：一是医疗资源共享原则；二是医疗服务管理一体化原则；三是控制医疗费用原则；四是具有可持续性。据此，推出政府局势偏好排序见表4-5。

4.3.4.2　综合医院局势偏好排序分析

经过多年商业化、市场化的改革，综合医院已经成为独立的法人主体。尽管规模不断扩张，依然无法满足社会对医疗服务的需求；并且，综合医院承担了大量的常见病、慢性病、多发病的诊疗，挤占了优质医疗资源在重病、大病和疑难病中的使用，不但造成优质医疗资源的浪费，还导致医患关系紧张、医患矛盾突出。同时，国家对综合医院规模扩张在政策上也做了限制。为了更好地利用综合医院的优质资源服务疑难重病患者，综合医院需要将部分患者分流到合作社区，但为了保证医疗服务质量和服务的连续性及可控性，综合医院需要对社区卫生服务中心进行一体化管理。因而，一体化管理是综合医院选择合作模式的重要基础，基于此，综合医院选择合作模式的原则为：一是综合医院与社区的一体化管理；二是医疗资源能够在合作体系内部统一配置；三是争取政府的支持；四是具有可持续性。据此，推出综合医院局势偏好排序见表4-5。

4.3.4.3 社区卫生服务中心局势偏好排序分析

社区卫生服务中心起步较晚，在政策定位上是公益性基层医疗卫生服务机构，但目前其能力与定位还不匹配，无法担负起"六位一体"的综合性医疗卫生服务职能。为了加快发展，需要在保持独立地位的基础上，政府政策的支持和综合医院的帮助来提高其基础医疗服务的供给能力，增强居民对社区的信任，进而为综合医院分流患者，逐步形成分级诊疗的医疗卫生服务体系。基于社区卫生服务中心的定位和要求，社区卫生服务中心在合作模式选择时将秉承以下原则：一是独立性原则，即在合作过程中保持社区卫生服务中心的法人独立性；二是管理经营独立性原则，即社区应坚持一定的独立经营权；三是争取政府支持。据此，推出社区卫生服务中心局势偏好见表4-5。

表4-5 局中人对合作模式偏好排序表

局中人	偏好向量											
	1	2	3	4	5	6	7	8	9	10	11	12
政府	44	76	52	84	42	74	50	82	41	73	49	81
综合医院	41	73	49	81	42	74	50	82	84	52	76	44
社区	44	76	52	84	42	74	50	82	81	49	73	41

4.3.5 单方改进及局势稳定性分析

4.3.5.1 单方改进局势分析

在政府、综合医院、社区卫生服务中心合作模式选择的所有可行局势及三者对合作模式的局势偏好排序基础上，我们可以对各参与主体的合作局势进行单方改进分析。例如：对于政府的偏好局势44（0101100），综合医院的对策是（01），社区卫生服务中心的对策是（01）。在综合医院和社区卫生服务中心策略保持不变的情况下，政府还有局势42和41与之对应，但对于政府而言，对局势44的偏好要强于42和41，因而，局势44是政府的合理局势，不存在单方改进局势。而对于局势42，政府对局势44的偏好要强于42，对41的偏好要弱于局势42，因而，44是局势42的一个单方改进局势；同样，41也是局势42的单方改进局势。依次对政府所有局势进行分析，找出政府在所有局势中的合理局势，并分析每一局势是否存在单方改进局势。如果某一局势存在单方改进，则在该局势的下方标出，以便下一步稳定性分析使用。

4.3.5.2　局势稳定性分析

在稳定分析中，如果某一局势对局中人i没有单方改进局势，则该局势是局中人i的合理稳定局势，记为r。如果某一局势对局中人i存在单方改进局势且改进局势没有受其他局中人制裁或制约，那么，该局势对局中人i而言不是稳定局势，记为u。如果某一局势对于局中人i存在单方改进局势但对于局中人i的单方改进局势，其他局中人又有单方改进局势与之对应，并且，其他局中人的改进局势对于局中人i而言还不如原局势，那么，原局势则是局中人i的相继稳定局势，记为s。如果对于局中人i的单方改进局势，其他局中人相应的改进局势优于原局势，则经过多方改进后的局势是局中人i的同步稳定局势，记为l。依据上述四种稳定局势的判断标准，对政府、综合医院和社区卫生服务中心的局势依次进行稳定性分析，结果见表4-6。

表4-6　合作模式选择的局势稳定性分析

局中人	稳定性												
政府	稳定性	r	u	u	u	s	u	u	u	s	u	u	u
	原局势	44	76	52	84	42	74	50	82	41	73	49	81
	单方改进		74	50	82	44	76	52	84	42	74	50	82
综合医院	稳定性	r	r	u	u	r	r	u	u	r	r	u	u
	原局势	41	73	49	81	42	74	50	82	84	52	76	44
	单方改进			41	73			42	74			84	52
社区	稳定性	r	u	r	u	r	u	r	u	r	u	r	u
	原局势	44	76	52	84	42	74	50	82	81	49	73	41
	单方改进		44		52		42		50		81		73

4.3.5.3　全局稳定性局势分析

如果某一局势对于所有局中人来说都是稳定局势（合理稳定、相继稳定、同步稳定），那么，该局势就是冲突问题的合理局势。通过上面的分析，我们已经得出在综合医院与社区卫生服务中心合作模式选择的冲突问题中，各局中人的稳定局势：

政府的稳定局势为（44，42，41）；

综合医院的稳定局势是（41，73，42，74，84，52）；

社区卫生服务中心的稳定局势是（44，52，42，50，81，73）。

在三者的各自所有稳定局势中，只有局势42是三方的**共同稳定局势**，因而，局势42是政府、综合医院与社区卫生服务中心合作模式选择冲突问题的全局稳定局势。该全局稳定局势的内涵是在当前形势下，以联合体为代表的中间组织模式应该是政府推进综合医院与社区卫生服务中心合作的有效模式。这意味着，松散型的合作模式和紧密型的合作模式都不符合综合医院或社区卫生服务中心的合作需求。如果政府急需推进过去的政治任务式的松散型的合作模式，综合医院没有合作的动力，社区也没有合作的积极性，必然导致综合医院与社区卫生服务中心的合作流于形式，不会取得实质性的进展。同样，如果出台推进以一体化为代表的紧密型合作模式，在推进过程中不但会受到社区卫生服务中心的抵触，也必然会受到各级政府的无形阻力，致使政策无法落实，更难以实现综合医院与社区卫生服务中心合作，达到完善医疗卫生服务体系的任务和目的。

4.3.6　分级诊疗合作模式选择模型分析结论及启示

综合医院与社区卫生服务中心分级诊疗合作模式选择的F-H分析结果表明：以**医疗联合体**为代表的**中间型模式**是符合我国当前综合医院与社区卫生服务中心合作的可行模式。这种模式要求综合医院与社区卫生服务中心让渡部分权力给联合体，由联合体统一协调内部的医疗资源，其特点是介于紧密型合作和松散型合作之间。在联合体合作模式下，综合医院与社区卫生服务中心既保持了相互之间的相对独立性，又实现了综合医院与社区卫生服务中心之间的有效合作。因而，应该是政府积极推动的医院与社区卫生服务中心合作的有效模式。

政府推进综合医院与社区卫生服务中心分级诊疗合作模式选择分析的结果给我们的启示是：政府在制定政策、推进改革时，应切实考虑各方的利益需求，善于面对问题，分析矛盾，才能找到切实可行的解决问题的措施和办法，才能制定有效的推进政策，政策才能落到实处。在医疗卫生领域，政府有推进综合医院与社区卫生服务中心合作的压力和需求；综合医院也有与社区卫生服务中心合作实际业务需求；社区卫生服务中心也有与综合医院合作提升自己能力和水平的实际需求；但就是在各方需求一致的情况下，相互间的合作却依然难以实现。这其中的关键就是对各方的需求分析不够深入，没有对相互间存在的矛盾和冲突做出分析，没有提出各方均能接受的政策和意见。事实上，F-H冲突分析就是在照顾各方需求和利益的条件下，探寻多方都能接受的一种分析方法。利用这种分析方法为综合医院与社区卫生服务中心合作模式提出了政策推进的比较有效的模式选择，为政策推进提供了理论基础。

4.4　本章小结

本章基于冲突分析理论和F-H分析方法，深入探讨了综合医院与社区卫生服务中心分级诊疗合作的推进模式与具体可行合作模式的选择问题。推进综合医院与社区卫生服务中心分级诊疗合作的F-H分析结果表明：当前，综合医院与社区卫生服务中心能否合作的**动力源**在政府，难点在综合医院；因此，推进我国综合医院与社区卫生服务中心合作**需要在政府的主导下，通过加大改革和推进力度，解决综合医院合作动力不足和积极性不够的问题，进而推动综合医院积极参与，实现综合医院与社区卫生服务中心合作，带动社区发展**。城市综合医院与社区卫生服务中心分级诊疗合作模式选择分析结果表明：以**医疗联合体**为代表的**中间型模式**是符合我国当前综合医院与社区卫生服务中心分级诊疗合作的可行模式。这种模式要求综合医院与社区卫生服务中心让渡部分权力给联合体，由联合体统一协调内部的医疗资源，其特点是介于紧密型合作和松散型合作之间。在联合体合作模式下，综合医院与社区卫生服务中心既保持了相互之间的相对独立性，又实现了综合医院与社区卫生服务中心之间的有效合作。因而，应该是政府积极推动的综合医院与社区卫生服务中心分级诊疗合作的有效模式。

第5章
分级诊疗合作模式效果评价指标体系构建

　　构建城市综合医院与社区卫生服务中心分级诊疗合作模式的评价指标体系是综合评价不同模式合作效果的关键环节。目前，对于城市综合医院与社区卫生服务中心分级诊疗合作的评价指标体系的研究基本上处于空白状态，并没有成形的政策措施，只有少数研究分别对二者予以评价，或从大体方面进行一般性论述，没有系统分析评价的方法、内容和标准，不利于政府相关部门系统全面考核各地区这些合作和效果。上两章我们建立了城市综合医院与社区卫生服务中心的非对称合作模型，深入分析了促进双方合作的基础和条件，并探讨了政府、综合医院与社区卫生服务中心的多元化合作局势，为构建城市综合医院与社区卫生服务中心分级诊疗合作效果的评价指标体系奠定了基础。本章通过文献回顾、专家打分等方法进行指标选择与问卷设计，并以北京市26家综合医院和47家社区卫生服务中心为样本，对问卷的信度效度进行检验。在此基础上，本章构建了城市综合医院与社区卫生服务中心分级诊疗合作的效果评价指标体系，进而为下一步分析和评价各种合作模式的效果、深入研究我国医疗卫生机构的发展现状、指导城市综合医院和社区卫生服务中心的协同发展奠定基础。

5.1 评价指标的初选

5.1.1 初选的方法

以北京市各个城区现有具备合作关系的综合医院和社区卫生服务中心为研究样本，共选取了北京市26家综合医院以及与之合作的47家社区卫生服务中心，按照其各自对应的分级诊疗合作模式，分别进行问卷调查与实地访谈，采集相应的数据，对原有评价指标体系作出创新，并结合层次分析法、专家打分法、数据网络分析法等理论模型工具，了解综合医院与社区卫生服务中心间的分级诊疗合作现状。通过寻找不同模式下共同的评价指标，将不同的社区合作模式统一到一套完整的评价体系中，直观反映不同合作模式的合作效果，从而为合作模式的评价和选择提供借鉴。

5.1.2 初选的过程

借助访谈和问卷调查等实地调研方法，依托来自综合医院和社区卫生服务中心的一手数据，反映综合医院与社区卫生服务中心的分级诊疗合作情况和意向，继而运用数据包络分析等管理科学与工程研究方法分析影响合作的各项因素，创新评价双方合作的指标体系，从而对不同分级诊疗合作模式的效果作出分析和评价，进一步为综合医院与社区卫生服务中心的合作之举提供建议。其过程包括：

5.1.2.1 资料收集与整理

首先通过文献回顾分析法，充分借助国内外数据库网站等工具，广泛查阅国内外有关综合医院与社区卫生服务中心合作的相关文件、专著、学位论文、专业杂志期刊论文等相关文献资料，收集当前学术领域已有的关于两者合作的现状和影响因素、相关制度和运行机制的资料。通过研读已有的研究成果，加深对目前国内外综合医院与社区卫生中心的研究层次和进展、国内外对社区卫生服务绩效评价的基本方法的了解，之后应用分析方法对收集来的各类文献资料中的主要观点进行归纳总结，梳理研究的发展脉络以及前沿问题，形成该领域的知识体系，为设计评选评价指标奠定基础，继而初步形成评价指标体系的大体框架和思路。

5.1.2.2　实地调研

本阶段主要是采用深入访谈的方法，有针对性地设计一系列问题，选取了北京、上海和杭州市的综合医院的工作人员、卫生行政管理人员、社区卫生服务机构工作人员、社区卫生领域的相关专家、患者等进行半结构访谈，分析各个地区综合医院与社区卫生服务中心合作的现状与问题以及影响合作绩效的主要因素，对第一阶段形成的评价指标框架进行修订。访谈的内容主要涉及五个部分的问题，一是综合医院或社区卫生服务中心的基本情况，包括日均门诊人数、住院人数、患者构成比例、看病费用、医务人员数量等，以此反映综合医院或社区卫生服务中心的硬软件实力以及对医疗卫生服务的贡献效用。二、三部分是从综合医院、社区卫生服务中心、患者、专家等多个角度，了解其各自对当前评价二三级综合医院与社区卫生服务中心合作指标的满意程度，分为输入和输出指标两组，采访者会列举5～6个指标供受访者参考，引导受访者补充并全面评价当前指标的合理性。四、五部分为开放性问题，主要目的在于征询相关人员对当前社区卫生服务中心发展的良好建议，探索综合医院与社区卫生服务中心的创新合作之道。通过对访谈记录的整理初步可以得出：当前的输入和输出评价指标一定程度上能够反映综合医院和社区卫生服务中心的合作现状，两者进行合作对于普及和提高医疗服务水平有很大作用，受访者普遍认为两者的合作对于专家流动、社区卫生人员进修、患者满意度等有帮助。但与此并存的是，在双向转诊率、慢性病签约率等相关指标上，并未呈现出极好的改善形势。因而，有受访者提出，加强综合医院与社区卫生服务中心的合作需更多关注政策因素的相关建议。根据实地调研获取的补充资料，实证研究在原有文献资料的基础上，丰富了符合具体现实情况的一手资料信息，并对第一阶段形成的评价指标体系框架进行修改与完善。

5.1.2.3　多方座谈

经过前两个阶段的资料储备和分析，评价指标体系的编制方案已初步成稿，接下来则是通过座谈的形式，征询多方对该稿的完善意见。首先邀请的是研究综合医院和社区卫生服务中心合作的相关专家，由课题组成员向其汇报评价指标设计的初步成果，征求专家的修改意见。在此基础上，为保证评价指标设计的科学性和合理性，还必须听取直接相关者，即综合医院和社区卫生服务中心的意见和建议，探讨新的指标体系的创新点是否能够妥善解决原有评价指标的不足之处，是否能有效缓解当前综合医院与社区卫生服务中心合作所产生的资源无效配置。通过专家、相关者、研究成员的意见集聚与交汇，新的指标体系方案避免了当前评价指标的无效之处，保留了其合理部分，进而实现了理论与实践创新。只有科学合理地评价综合医院和社区卫生服务中心的合作成效，才能更好地推动两者合作的进一步发展。

5.1.2.4　专家打分

专家打分法是指通过匿名方式征询有关专家的意见，对专家意见进行统计、处理、分析和归纳，客观地综合多数专家经验与主观判断，对大量难以采用技术方法进行定量分析的因素作出合理估算，经过多轮意见征询、反馈和调整后，对债权价值和价值可实现程度进行分析的方法。在前三个阶段的累积下，本阶段通过专家打分的方法，对最终形成的评价指标体系进行分析和评价。选择专家的基本原则是必须突出广泛性、代表性和权威性，重点选择医疗卫生领域的专家，兼顾系统分析评价等领域；既要考虑有丰富理论基础的专家，还要考虑实践经验丰富的专家。专家人数的确定要根据保障方案的细化程度和评价要求的精度而定。一般情况下，评价精度越高，需要的专家人数越多。通常来说，选择 5 ~ 50 名专家为宜。邀请的打分者涉及了综合医院工作人员、卫生行政管理人员、社区卫生服务机构工作人员、社区卫生领域的相关专家、患者等相关人员，评价以专题小组讨论的形式，第一轮先向专家分发评价表，要求专家"背对背"填写，第一轮问卷回收后，由评价组织小组对专家填写后寄回的问卷进行汇总和整理，分析数据的集中趋势、离散趋势和分布特征。然后将第一轮统计分析报告附在评分表上寄给第一轮征询的专家，并将各专家上轮回答的复印件作为参考，专家在回答第二轮问卷时仍应该"背对背"。回收第二轮问卷并整理结果，包括新评价结果及部分专家不同意第一轮问卷结果的意见。之后实施第三轮调查，将第二轮各位专家回答问卷的统计分析报告，以及第三轮评分表分发各位评审专家。回收、整理第三轮调查材料，综合分析前三轮的调查结果。通过综合多人的经验分析和主观判断，客观反映综合医院与社区卫生服务中心分级诊疗合作的影响因素，进而为评价指标体系的完善提出正式建议，并在此基础上运用层次分析法确定指标权重。

通过以上四个阶段的研究、调研、反馈、修正等一系列工作，城市综合医院与社区卫生服务中心分级诊疗合作的评价指标体系已基本确定，标志着其理论价值基本形成，这对于后续评价综合医院和社区卫生服务中心的合作成效具有指导意义。在接下来的实证研究过程中，我们将以此为依托，展开对实证样本的资料收集与效用评价。

5.1.3 问卷设计与样本选择

本阶段的主要工作为将上述评价指标编制成调查问卷，针对城市综合医院和社区卫生服务中心分别设计两类不同问卷，保证双方都能从各自角度陈述观点，表明事实，确保数据获取的信度和效度。研究通过获取一手数据把握当前城市综合医院和社区卫生服务中心的合作现状，检验评价指标设计的有效性和合理性，进一步为城市综合医院和社区卫生服务中心的分级诊疗合作提出一定建议。

5.1.3.1 问卷设计

为了能够收集到全面有用的数据，本次实证研究针对城市综合医院和社区卫生服务中心采用了问卷的调研方式。具体来说，我们设计了"医院问卷"和"社区卫生服务中心问卷"两种不同的问卷，分别研究综合医院和社区卫生服务中心各自对两者合作的描述和态度。

"医院问卷"分为综合医院基本情况和与社区卫生服务中心合作情况两个部分。综合医院基本情况包括了本医院的人员数量和结构、规模以及收支情况等，涉及数据类作答问题13个。与社区卫生服务中心合作情况的部分为问卷核心：首先确定综合医院与其对口社区卫生服务中心的合作模式，便于后续对不同合作模式的归类分析；其次，从机构、人员、制度几个方面设置问题，对应问卷问题的第1题至第3题，以反映综合医院和社区卫生服务中心合作的体制机制的健全程度；再次，列举合作的具体措施和作用，例如人员培训、交流、设备支持、投入收益等问题，了解各个合作模式下具体的帮扶行为；最后第12题和第13题，调查综合医院和社区卫生服务中心双向转诊的具体效果。

"社区卫生服务中心问卷"主要由社区卫生服务中心基本情况和与综合医院合作情况两个部分构成。社区卫生服务中心基本情况部分主要通过对数据的收集反映该中心的发展水平和资源丰富程度，与综合医院合作情况部分与"医院问卷"类似，着重以社区卫生服务中心为主体，描述与综合医院合作的效果。前6道问题主要问及体制机制上的健全程度，是否设立专项机构、配备专项人员等；后续在具体问题设置上提问的主体有所变化，例如社区卫生服务中心到综合医院参加培训的人员数量、综合医院到社区卫生服务中心会诊专家人数等，反映综合医院和社区卫生服务中心的投入；问卷最后一部分从第14题开始，调查城市综合医院和社区卫生服务合作的具体效果以及满意度。

在两类问卷内容和结构基本明确的基础上，我们在问卷发放之前开展了预调查工作，即将设计好的问卷首先分发给部分综合医院和社区卫生服务中心，以它们作为预调查的小样本，进行小样本的问卷调查。通过分析收回问卷的回答有效度，检验问卷问题是否清楚明白。之后根据他们的反馈意见，对调查问卷进行再一次的修改，最终形成所要采用的调查问卷（见附录2、附录3）。

5.1.3.2　数据来源及样本选择

目前，北京市6个城区的112家一、二级医院已全部成功转型为社区卫生服务中心，并根据城市区域卫生规划下设352家社区服务站。本章首先对综合医院完成了数据收集和样本选择的工作，按比例抽取了北京市的26家综合医院作为样本（表5-1），主要采集2012、2013年相关数据。样本选择的主要标准为：一是符合拥有对口合作的社区卫生服务中心的综合医院的要求；二是综合医院与社区卫生服务中心的分级诊疗合作表现比较突出，在全市乃至全国范围内具有较强代表性；三是样本应涵盖全部合作模式，便于对合作效果进行全面完整评价。这26家综合医院均拥有对口合作的城市社区卫生服务中心，每家综合医院对口的社区卫生服务中心数量为一个到多个不等。同时，它们涵盖了综合医院与社区卫生服务中心的各种分级诊疗合作模式，其中以院办院管为代表的紧密型合作模式和以对口支援为代表的松散型合作模式居多，中间联合体合作模式因推进时间较短，样本较少，采样困难，故未涉及合作模式的抽样调查。

表5-1　医院样本列表

模式	医院
松散型 （以对口支援模式为代表）	北京市第二医院
	北京市第六医院
	北医三院
	北京市朝阳医院
	垂杨柳医院
	东城第一人民医院
	东方医院
	肛肠医院
	北京市和平里医院
	北京积水潭医院
	隆福医院
	北京市普仁医院
	石景山医院
	世纪坛医院
	铁营医院
	宣武医院
	北京市友谊医院

模式	医院
松散型 （以对口支援模式为代表）	北京中医医院
	回民医院
紧密型 （以院办院管模式为代表）	北京安贞医院
	垂杨柳医院
	复兴医院
	平安医院
	中关村医院
	首钢医院
	北京市朝阳医院京西院区
	中日友好医院

对于社区卫生服务中心的数据收集和样本选择，我们总共抽取47家社区卫生服务中心作为样本（表5-2），采集2012、2013年数据。其中：松散型模式按比例抽取39家社区卫生服务中心；对于紧密型模式，由于北京市目前仅有8家社区卫生服务中心采取紧密型模式，因此我们采取全抽样。这些社区卫生服务中心与上述综合医院分别存在合作关系（详见附录4）。社区卫生服务中心样本的选择主要遵循了以下标准：首先，符合拥有合作关系的综合医院的要求，且其分级诊疗合作模式较成熟，合作成效具备典型性；其次，样本范围应遍布北京市全部区县，保证样本数据的整体性特征；第三，所选社区卫生中心与其综合医院的合作模式应涵盖紧密型和松散型两种现有主要合作模式，从而方便对合作模式的整体研究。

表5-2 社区卫生服务中心样本列表

模式	社区卫生服务中心
松散型	西长安街社区卫生服务中心
	北新桥社区卫生服务中心
	青龙社区卫生服务中心
	五道营社区卫生服务中心
	北京大学医学部社区卫生服务中心
	北京师范大学社区卫生服务中心
	北太平庄社区卫生服务中心

模式	社区卫生服务中心
松散型	北京邮电大学社区卫生服务中心
	花园路社区卫生服务中心
	八里庄第二社区卫生服务中心
	高碑店社区卫生服务中心
	六里屯社区卫生服务中心
	三里屯社区卫生服务中心
	十八里店社区卫生服务中心
	团结湖社区卫生服务中心
	劲松社区卫生服务中心
	体育馆路社区卫生服务中心
	永定门外社区卫生服务中心
	丰台社区卫生服务中心
	右安门社区卫生服务中心
	德胜社区卫生服务中心
	东河沿社区卫生服务中心
	和平里社区卫生服务中心
	和平里中街社区卫生服务中心
	新街口社区卫生服务中心
	朝阳门社区卫生服务中心
	龙潭社区卫生服务中心
	八宝山社区卫生服务中心
	广宁社区卫生服务中心
	北京交通大学社区卫生服务中心
	甘家口社区卫生服务中心
	羊坊店社区卫生服务中心
	西罗园社区卫生服务中心
	广外社区卫生服务中心
	椿树社区卫生服务中心
	大栅栏社区卫生服务中心
	陶然亭社区卫生服务中心
	朝内头条社区卫生服务中心
	牛街社区卫生服务中心

模式	社区卫生服务中心
紧密型	大屯社区卫生服务中心
	双井社区卫生服务中心
	月坛社区卫生服务中心
	新街口社区卫生服务中心
	中关村社区卫生服务中心
	金顶街社区卫生服务中心
	石景山第一社区卫生服务中心
	望京社区卫生服务中心

关于样本回收情况，在各综合医院和各社区卫生服务中心管理人员的积极配合下，发放和回收方式基本采用上门的方式，从而能够保证问卷回收的质量，避免问卷信息不完整的情况。最终26家综合医院的问卷回收率均为100%，问卷有效率为100%；47家社区卫生服务中心中回收45份，问卷回收率为95.7%。总体未出现严重偏离实际、弄虚作假的情况，因而数据的可靠性较高，具备一定的研究意义。

5.1.4　问卷回收与数据分析

在回收的26份城市综合医院问卷中，在分级诊疗合作模式上，有18家综合医院属于松散型模式，7家属于紧密型模式，1家综合医院与不同社区卫生服务中心分别采取松散型和紧密型模式。在合作机制方面，90%的样本都具备专项部门、专项人员以及专项管理制度，负责处理与社区卫生服务中心的合作事项，机制比较健全。在合作投入方面，只有少数综合医院向社区卫生服务中心以赠送方式投入资金或设备。在人员培训方面，比较欠缺。综合医院对社区卫生服务中心的主要贡献体现在患者分流以及信息技术交流等。在合作需求方面，绝大部分综合医院的合作愿望较强，部分综合医院也表达出接管社区卫生服务中心的意愿。总之，城市综合医院与社区卫生服务中心的分级诊疗合作还处于初始阶段，合作模式不够成熟。

5.2 调查问卷的信度和效度检验

5.2.1 校验方法

上文中通过初选形成的调查问卷是建立在文献和经验的基础上的，该问卷是否能反映现实中城市综合医院与社区卫生服务中心分级诊疗合作效果，需要对该问卷进行检验。本节利用上述对城市综合医院和社区卫生服务中心的问卷调查结果分别对两份问卷进行效度和信度检验。信度又称可靠性，是指测量工具能否稳定地测量所测的事物或变量。效度又称有效性，是指测量工具能够正确测量出所要测量问题的程度，可以分为内容效度、准则效度和结构效度。信度检验和效度检验是任何测量工具在投入实践之前的必经过程。

5.2.2 信度检验

本书运用SPSS 20.0软件，执行Scale-Reliability Analysis分析数据的内部一致性，选择Cronbach α 系数的方法进行信度检验。医院问卷的Cronbach α 为0.681（表5-3），社区卫生服务中心问卷的Cronbach α 为0.604（表5-4）。根据可信度高低与Cronbach α 系数之对照表（表5-5），我们可以认为综合医院问卷和社区卫生服务中心重复度量效果较好。

表5-3 医院问卷可靠性统计量

Cronbach α	项数
0.681	14

表5-4 社区卫生服务中心问卷可靠性统计量

Cronbach α	项数
0.604	21

表 5–5　可信度高低与 Cronbach α 系数之对照表

可信度	Cronbach α 系数
不可信	Cronbach α 系数 < 0.3
勉强可信	0.3 ≤ Cronbach α 系数 < 0.4
可信	0.4 ≤ Cronbach α 系数 < 0.5
很可信	0.5 ≤ Cronbach α 系数 < 0.7
很可信	0.7 ≤ Cronbach α 系数 < 0.9
十分可信	0.9 ≤ Cronbach α 系数

5.2.3　效度检验

本书采用结构效度对城市综合医院与社区卫生服务中心分级诊疗合作的问卷效度进行评价。运用 SPSS 20.0 软件，执行 Data Reduction-Factor 命令，运用主成分分析法来评价问卷的结构效度。

5.2.3.1　综合医院问卷

由于本问卷为复合式问卷，包括是否式和其他式问题，因此将两类问题分开处理。

（1）是否式　是否式数据提取出 2 个主成分，其贡献率达到 70% 以上（表 5-6）。所提取的 2 个主成分对各自变量的方差贡献，即共同度在 0.805-0.538 之间（表 5-7），表明主成分提取时丢失的信息较少，可认为主成分分析的效果较好。经过正交旋转，3 次迭代后得到因子载荷矩阵，如表 5-8 所示。

表 5–6　解释的总方差（综合医院是否式数据）

成分	初始特征值			提取平方和载入			旋转平方和载入		
	合计	方差的贡献率	累积贡献率	合计	方差的贡献率	累积贡献率	合计	方差的贡献率	累积贡献率
1	1.643	41.063	41.063	1.643	41.063	41.063	1.624	40.595	40.595
2	1.184	29.601	70.664	1.184	29.601	70.664	1.203	30.069	70.664
3	0.824	20.589	91.253						
4	0.350	8.747	100.00						

注：提取方法为主成分分析。

表5-7 变量共同度（综合医院是否式数据）

	初始	提取
医院有无合作负责部门	1.000	0.682
医院与社区有无合作的一体化管理制度	1.000	0.538
医院有无帮助塑造社区品牌的措施	1.000	0.805

注：提取方法为主成分分析。

表5-8 旋转因子载荷矩阵（综合医院是否式数据）[①]

	成分	
	1	2
医院有无合作负责部门	−0.216	0.797
医院与社区有无合作的一体化管理制度	0.364	0.637
医院有无帮助塑造社区品牌的措施	0.844	0.304

① 旋转在3次迭代后收敛。

注：1.提取方法为主成分分析。

2.旋转法为具有Kaiser标准化的正交旋转法。

表5-8显示：第一主成分受"医院有无帮助塑造社区品牌的措施"影响，可看作合作开展工作；第二主成分受"医院有无合作负责部门"、"医院与社区有无合作的一体化管理制度"影响，可看作合作负责部门和合作规章制度。总的来看，主成分分析的结果与预设的指标体系结构相近，表明指标体系的设计在总体上具有结构上的效度。

（2）其他式 其他式数据提取出4个主成分，其贡献率达到88%以上（表5-9）。所提取的4个主成分对各自变量的方差贡献，即共同度在0.968～0.663

表5-9 解释的总方差（综合医院其他式数据）

成分	初始特征值			提取平方和载入			旋转平方和载入		
	合计	方差的贡献率	累积贡献率	合计	方差的贡献率	累积贡献率	合计	方差的贡献率	累积贡献率
1	3.970	39.700	39.700	3.970	39.700	39.700	3.255	32.550	32.550
2	2.414	24.140	63.840	2.414	24.140	63.840	2.600	26.002	58.553
3	1.424	14.235	78.075	1.424	14.235	78.075	1.764	17.644	76.196
4	1.063	10.635	88.710	1.063	10.635	88.710	1.251	12.514	88.710
5	0.670	6.701	95.411						
6	0.459	4.589	100.00						

注：提取方法为主成分分析。

之间（表5-10），表明主成分提取时丢失的信息较少，可认为主成分分析的效果较好。经过正交旋转，7次迭代后得到因子载荷矩阵，如表5-11所示。

表5-10 变量共同度（综合医院其他式数据）

	初始	提取
医院征求社区对合作的意见或建议的频率	1.000	0.936
每年社区派来医院学习的医生人数	1.000	0.926
每年医院参与社区会诊的专家人数	1.000	0.905
每年社区医生参加医院的科研课题的数量	1.000	0.718
每年医院医生和社区医生合作发表论文的数量	1.000	0.954
每年医院为社区规范化培养全科医院人数	1.000	0.898
每年医院为社区短期培养全科医院人数	1.000	0.968
每年医院赠送社区仪器设备数量	1.000	0.954
每年医院向社区下转患者人数	1.000	0.663
每年社区向医院上转患者人数	1.000	0.948

注：提取方法为主成分分析。

表5-11 旋转因子载荷矩阵（综合医院其他式数据）[①]

	成分			
	1	2	3	4
医院征求社区对合作的意见或建议的频率	0.151	−0.914	0.249	−0.126
每年社区派来医院学习的医生人数	−0.125	−0.266	0.895	−0.197
每年医院参与社区会诊的专家人数	0.182	0.030	−0.092	0.929
每年社区医生参加医院的科研课题的数量	0.777	−0.161	−0.298	−0.007
每年医院医生和社区医生合作发表论文的数量	0.944	0.122	−0.111	0.191
每年医院为社区规范化培养全科医院人数	0.297	0.840	0.207	−0.246
每年医院为社区短期培养全科医院人数	0.779	0.598	0.058	−0.032
每年医院赠送社区仪器设备数量	0.944	0.122	−0.111	0.191
每年医院向社区下转患者人数	−0.157	−0.662	−0.115	−0.432
每年社区向医院上转患者人数	−0.283	0.368	0.848	0.112

① 旋转在7次迭代后收敛。

注：1.提取方法为主成分分析。

2.旋转法为具有Kaiser标准化的正交旋转法。

表5-11显示：第一主成分受"每年社区医生参加医院的科研课题的数量"、"每年医院医生和社区医生合作发表论文的数量"、"每年医院为社区短期培养全科医院人数"、"每年医院赠送社区仪器设备数量"影响，可看作参加科研、全科医生培养、赠送仪器设备；第二主成分受"医院征求社区对合作的意见或建议的频率"、"每年医院为社区规范化培养全科医院人数"、"每年社区向医院上转患者人数"影响，可看作合作开展工作、全科医生培养、双向转诊情况；第三主成分受"每年社区派来医院学习的医生人数"、"每年社区向医院上转患者人数"影响，可看作进修学习、双向转诊情况；第四主成分受"每年医院参与社区会诊的专家人数"影响，可看作专家到社区情况。总的来看，主成分分析的结果与预设的指标体系结构相近，表明指标体系的设计在总体上具有结构上的效度。

5.2.3.2　社区卫生服务中心问卷

由于本问卷为复合式问卷，包括是否式和其他式问题，因此将两类问题分开处理。

（1）是否式　是否式数据提取出3个主成分，其贡献率达到65%以上（表5-12）。所提取的3个主成分对各自变量的方差贡献，即共同度在0.880-0.453之间（表5-13），表明主成分提取时丢失的信息较少，可认为主成分分析的效果较好。经过正交旋转，8次迭代后得到因子载荷矩阵，如表5-14所示。

表5-12　解释的总方差（社区卫生服务中心是否式数据）

成分	初始特征值			提取平方和载入		
	合计	方差的贡献率	累积贡献率	合计	方差的贡献率	累积贡献率
1	2.355	33.647	33.647	2.355	33.647	33.647
2	1.172	16.747	50.394	1.172	16.747	50.394
3	1.074	15.341	65.736	1.074	15.341	65.736
4	0.927	13.245	78.981			
5	0.709	10.128	89.108			
6	0.476	6.795	95.904			
7	0.287	4.096	100.000			

注：提取方法为主成分分析。

表5-13 变量共同度（社区卫生服务中心是否式数据）

	初始	提取
医院有无合作负责部门	1.000	0.880
社区有无合作专职负责人	1.000	0.726
社区有无合作专职工作人员	1.000	0.565
医院与社区有无合作的一体化管理制度	1.000	0.745
医院有无帮助塑造社区品牌的措施	1.000	0.762
与上年相比社区就诊人数是否有增加	1.000	0.453

注：提取方法为主成分分析。

表5-14 旋转因子载荷矩阵（社区卫生服务中心是否式数据）①

	成分		
	1	2	3
医院有无合作负责部门	0.008	0.064	0.936
社区有无合作专职负责人	0.597	0.494	0.356
社区有无合作专职工作人员	0.740	0.125	0.039
医院与社区有无合作的一体化管理制度	0.145	0.844	0.105
医院有无帮助塑造社区品牌的措施	0.679	−0.496	0.235
与上年相比社区就诊人数是否有增加	0.656	0.142	−0.056

① 旋转在8次迭代后收敛。
注：1.提取方法为主成分分析。
2.旋转法为具有Kaiser标准化的正交旋转法。

表5-14显示：第一主成分受"社区有无合作专职负责人"、"社区有无合作专职工作人员"、"医院有无帮助塑造社区品牌的措施"、"与上年相比社区就诊人数是否有增加"影响，可看作合作负责部门和合作开展工作以及社区卫生服务中心得到患者的认可；第二主成分受"医院与社区有无合作的一体化管理制度"影响，可看作合作规章制度；第三主成分受"医院有无合作负责部门"影响，可看做合作负责部门。总的来看，主成分分析的结果与预设的指标体系结构相近，表明指标体系的设计在总体上具有结构上的效度。

（2）其他式 其他式数据提取出5个主成分，其贡献率达到68%以上（表5-15）。所提取的5个主成分对各自变量的方差贡献，即共同度在0.899～0.269之间（表5-16），表明主成分提取时丢失的信息较少，可认为主成分分析的效果较好。经过正交旋转，12次迭代后得到因子载荷矩阵，如表5-17所示。

表5-15　解释的总方差（社区卫生服务中心其他式数据）

成分	初始特征值			提取平方和载入			旋转平方和载入		
	合计	方差的 贡献率	累积 贡献率	合计	方差的 贡献率	累积 贡献率	合计	方差的 贡献率	累积 贡献率
1	2.961	21.149	21.149	2.961	21.149	21.149	2.114	15.099	15.099
2	2.275	16.249	37.398	2.275	16.249	37.398	2.083	14.881	29.980
3	1.912	13.660	51.058	1.912	13.660	51.058	2.050	14.644	44.625
4	1.347	9.622	60.679	1.347	9.622	60.679	1.897	13.550	58.175
5	1.123	8.024	68.703	1.123	8.024	68.703	1.474	10.528	68.703
6	0.988	7.058	75.761						
7	0.889	6.351	82.113						
8	0.729	5.207	87.320						
9	0.697	4.976	92.296						
10	0.350	2.501	94.797						
11	0.317	2.262	97.058						
12	0.263	1.876	98.934						
13	0.100	0.713	99.647						
14	0.049	0.353	100.000						

注：提取方法为主成分分析。

表5-16　变量共同度（社区卫生服务中心其他式数据）

	初始	提取
医院征求社区对合作的意见或建议的频率	1.000	0.629
每年社区派去医院学习的医生人数	1.000	0.747
每年医院参与社区会诊的专家人数	1.000	0.684
每年社区医生参加医院的科研课题的数量	1.000	0.656
每年医院医生和社区医生合作发表论文的数量	1.000	0.553
每年医院为社区规范化培养全科医院人数	1.000	0.716
每年医院为社区短期培养全科医院人数	1.000	0.269
每年医院赠送社区仪器设备数量	1.000	0.828
每年医院向社区下转患者人数	1.000	0.852
每年社区向医院上转患者人数	1.000	0.899
与上年相比社区全科医生增加人数	1.000	0.889
与上年相比社区医生高级职称增加人数	1.000	0.740
与上年相比社区医务人员工作满意度提高情况	1.000	0.625

注：提取方法为主成分分析。

表5–17　旋转因子载荷矩阵（社区卫生服务中心其他式数据）①

	成分				
	1	2	3	4	5
医院征求社区对合作的意见或建议的频率	0.599	0.127	−0.320	0.355	0.162
每年社区派去医院学习的医生人数	−0.019	0.831	−0.163	0.131	0.113
每年医院参与社区会诊的专家人数	0.030	0.533	−0.121	0.468	−0.407
每年社区医生参加医院的科研课题的数量	0.010	0.193	−0.013	−0.106	0.780
每年医院医生和社区医生合作发表论文的数量	0.250	0.581	0.192	−0.084	0.330
每年医院为社区规范化培养全科医院人数	−0.080	−0.005	−0.584	0.553	0.249
每年医院为社区短期培养全科医院人数	0.150	0.012	−0.487	0.034	−0.092
每年医院赠送社区仪器设备数量	0.869	−0.140	−0.075	−0.208	−0.072
每年医院向社区下转患者人数	0.135	0.024	0.019	0.902	−0.140
每年社区向医院上转患者人数	0.906	−0.002	0.032	0.264	0.079
与上年相比社区全科医生增加人数	−0.038	0.167	0.908	−0.080	−0.170
与上年相比社区医生高级职称增加人数	0.182	0.404	0.137	0.484	0.539
与上年相比社区医务人员工作满意度提高情况	0.056	−0.140	0.659	0.206	0.356

① 旋转在12次迭代后收敛。

注：1.提取方法为主成分分析。

2.旋转法为具有Kaiser标准化的正交旋转法。

表5-17显示：第一主成分受"医院征求社区对合作的意见或建议的频率"、"每年医院赠送社区仪器设备数量"、"每年社区向医院上转患者人数"的影响，可看作合作开展工作、赠送仪器设备和双向转诊情况；第二主成分受"每年社区派去医院学习的医生人数"、"每年医院参与社区会诊的专家人数"、"每年医院医生和社区医生合作发表论文的数量"的影响，可看作进修学习、专家到社区、参加科研；第三主成分受"每年医院为社区短期培养全科医院人数"、"与上年相比社区全科医生增加人数"、"与上年相比社区医务人员工作满意度提高情况"的影响，可看作全科医生培养、全科医生、医务人员满意度；第四主成分受"每年医院为社区规范化培养全科医院人数"、"每年医院向社区下转患者人数"影响，可看作全科医生培养、双向转诊情况；第五主成分受"每年社区医生参加医院的科研课题的数量"、"与上年相比社区医生高级职称增加人数"影响，可看作参加科研和医生职称水平。总的来看，主成分分析的结果与预设的指标体系结构相近，表明指标体系的设计在总体上具有结构上的效度。

5.3 评价指标体系的构建

5.3.1 指标体系构建原则

科学合理的指标体系是评价的前提和依据。为了对城市综合医院与社区卫生服务中心分级诊疗合作效果进行全面准确的评价，城市综合医院与社区卫生服务中心合作的评价指标体系应遵循以下原则。

5.3.1.1 系统性原则

城市综合医院与社区卫生服务中心分级诊疗合作的评价指标体系不同于对综合医院和社区卫生服务中心分别评价，而是涉及到综合医院和社区卫生服务中心及二者之间的互动，是一个较为复杂的系统，既包括对制度的评价，也包括对人和财物的评价。因此，评价指标体系必须树立系统观念，综合考虑各个层面，使各指标构成一个有机的整体。

5.3.1.2 科学性原则

城市综合医院与社区卫生服务中心分级诊疗合作的评价指标体的每个指标及指标结构都必须遵循科学性的原则。每个指标的设置要经过科学的评估，保证理由充分、意义明确、客观公正、具有区分度。各个指标之间要相互独立，不重叠、不冲突，同时也要相互关联，整个指标体系按照一定的逻辑结构形成一个有机整体，保证其科学性，完整全面地对城市综合医院与社区卫生服务中心合作进行评估。

5.3.1.3 代表性原则

在对城市综合医院与社区卫生服务中心合作进行评价时，相同的问题经常可以由多个相似的指标来反映。因此，在保证评价的全面和准确的同时，力求指标体系的简洁，应尽量选取代表性强的关键指标，降低指标间的关联度。

5.3.1.4 可比性原则

评价指标体系应该能够反映城市综合医院与社区卫生服务中心合作的共同特性，对不同的合作模式普遍适用，以扩大指标体系的适用范围。同时，所构造的指标体系对每种合作模式都是公平可比的，既包括横向可比，又包括纵向可比，即相同时期不同合作模式之间及同一合作模式不同时期之间都是可比的。

5.3.1.5 客观与主观相结合原则

对城市综合医院与社区卫生服务中心分级诊疗合作的评价指标体系包括输入指标和输出指标两部分。输入指标指综合医院和社区卫生服务中心在制度、人、财物方面的投入，输出指标主要是二者合作后得到的结果，其中所有输入指标和部分输出指标直接来自于综合医院和社区卫生服务中心的统计数据，十分直观准确，且易于比较。然而，单一的客观指标具有局限性，无法反映医务人员和患者的主观感受。因此要遵循客观与主观相结合的原则，全面评估合作的各个方面。

5.3.2 指标体系构建

在上述资料收集与整理、实地调研、多方座谈、专家打分四个环节的基础上，通过问卷调查的结果对评价指标体系进行了验证，依据输入和输出是逻辑结构，我们构建了"城市综合医院与社区卫生服务中心分级诊疗合作的评价指标体系"（表5-18、表5-19），指标体系分为城市综合医院部分和社区卫生服务中心部分。

城市综合医院部分共有三级指标，其中一级指标包括：机制、人、财物、转诊。对应每一个一级指标，设立了相应的二级指标，例如：机制指标包括合作负责部门、合作规章制度、合作开展工作；人的指标包括进修学习、专家到社区、合作参加科研、全科医生培养；财物指标包括赠送仪器设备、转诊指标包括双向转诊情况。对应每一个二级指标，设立相应的三级指标。

社区卫生服务中心部分共有三级指标，其中一级指标包括：机制、人、财物、转诊、社区卫生服务中心得到患者认可、社区卫生服务中心人才水平提高、患者受益。对应每一个一级指标，设立了相应的二级指标，例如：机制指标包括合作负责部门、合作规章制度、合作开展工作；人的指标包括进修学习、专家到社区、合作参加科研、全科医生培养；财物指标包括赠送仪器设备；转诊指标包括双向转诊情况；社区卫生服务中心得到患者认可指标包括就诊人数；社区卫生服务中心人才水平提高指标包括全科医生、医生职称水平、医务人员满意度，患者受益指标包括患者满意度。对应每一个二级指标，设立相应的二级指标。

上述三级指标体系在理论上具有较强的逻辑性，且在实际运用中取得较好的效果，为评价城市综合医院与社区卫生服务中心分级诊疗合作效果提供了理论基础。

表5-18　城市综合医院与社区卫生服务中心分级诊疗合作效果的评价指标体系（医院部分）

一级指标	二级指标	三级指标
1.机制	1.1 合作负责部门	1.1.1 医院有无合作负责部门
	1.2 合作规章制度	1.2.1 医院与社区卫生服务中心有无合作的一体化管理制度
	1.3 合作开展工作	1.3.1 医院有无帮助塑造社区卫生服务中心品牌的措施
		1.3.2 医院征求社区卫生服务中心对合作的意见或建议的频率
2.人	2.1 进修学习	2.1.1 每年社区卫生服务中心派去医院学习的医生人数
	2.2 专家到社区	2.2.1 每年医院参与社区卫生服务中心会诊的专家人数
	2.3 合作参加科研	2.3.1 每年社区卫生服务中心医生参加医院的科研课题的数量
		2.3.2 每年医院医生和社区卫生服务中心医生合作发表论文的数量
	2.4 全科医生培养	2.4.1 医院是否为全科医生培养基地
		2.4.2 每年医院为社区卫生服务中心规范化培养全科医院人数
		2.4.3 每年医院为社区卫生服务中心短期培养全科医院人数
3.财物	3.1 赠送仪器设备	3.1.1 每年医院赠送社区卫生服务中心仪器设备数量
4.转诊	4.1 双向转诊情况	4.1.1 每年医院向社区卫生服务中心下转患者人数
		4.1.2 每年社区卫生服务中心向医院上转患者人数

表5-19 城市综合医院与社区卫生服务中心分级诊疗合作效果的
评价指标体系（社区卫生服务中心部分）

一级指标	二级指标	三级指标
1.机制	1.1 合作负责部门	1.1.1 医院有无合作负责部门
		1.1.2 社区卫生服务中心有无合作专职负责人
		1.1.3 社区卫生服务中心有无合作专职工作人员
	1.2 合作规章制度	1.2.1 医院与社区卫生服务中心有无合作的一体化管理制度
	1.3 合作开展工作	1.3.1 医院有无帮助塑造社区卫生服务中心品牌的措施
		1.3.2 医院征求社区卫生服务中心对合作的意见或建议的频率
2.人	2.1 进修学习	2.1.1 每年社区卫生服务中心派去医院学习的医生人数
	2.2 专家到社区	2.2.1 每年医院参与社区卫生服务中心会诊的专家人数
	2.3 合作参加科研	2.3.1 每年社区卫生服务中心医生参加医院的科研课题的数量
		2.3.2 每年医院医生和社区卫生服务中心医生合作发表论文的数量
	2.4 全科医生培养	2.4.1 医院是否为全科医生培养基地
		2.4.2 每年医院为社区卫生服务中心规范化培养全科医院人数
		2.4.3 每年医院为社区卫生服务中心短期培养全科医院人数
3.财物	3.1 赠送仪器设备	3.1.1 每年医院赠送社区卫生服务中心仪器设备数量
4.转诊	4.1 双向转诊情况	4.1.1 每年医院向社区卫生服务中心下转患者人数
		4.1.2 每年社区卫生服务中心向医院上转患者人数
5.卫生服务中心得到患者认可	5.1 就诊人数	5.1.1 与上年相比社区卫生服务中心就诊人数是否有增加
6.社区卫生服务中心人才水平提高	6.1 全科医生	6.1.1 与上年相比社区卫生服务中心全科医生增加人数
	6.2 医生职称水平	6.2.1 与上年相比社区卫生服务中心医生高级职称增加人数
	6.3 医务人员满意度	6.3.1 与上年相比社区医务人员工作满意度提高情况
7.患者受益	7.1 患者满意度	7.1.1 与上年相比患者主观满意度提高情况

5.4 本章小结

本章利用问卷设计与实证调研相结合，针对城市综合医院与社区卫生服务中心分级诊疗合作的现状进行了调研，设计了能够度量合作行为以及合作效果的指标体系，并对问卷回收数据进行了信度和效度验证，从而构建了初步的分级诊疗合作模式效果评价指标体系，为后面章节的效果评价提供指标依据。

第6章

分级诊疗合作效果评价及模式选择

第5章建立了涉及制度、人、财物的城市综合医院与社区卫生服务中心分级诊疗合作的评价指标体系。本章在此基础上，运用主成分分析法进行指标筛选，并以第5章收集到的45对城市综合医院和社区卫生服务中心合作对为样本，运用数据包络分析法进行实证研究，综合考虑投入和产出，构建基于DEA的效果评价模型，对北京市城市综合医院与社区卫生服务中心的分级诊疗合作综合效率进行评价和对比，进而为北京市以及全国城市综合医院与社区卫生服务中心分级诊疗合作模式的选择提供有力依据。

6.1 效果评价的指标筛选

6.1.1 基于主成分分析的指标筛选过程

第5章建立的评价指标体系包括综合医院部分和社区卫生服务中心部分，由于社区卫生服务中心部分包含所有综合医院部分的指标，且可以反映二者之间的一一对应关系，因此本章选取社区卫生服务中心部分进行效果评价。

运用DEA方法对城市综合医院与社区卫生服务中心分级诊疗合作效果进行评价，首先要选取适宜的指标。投入指标和产出指标要分别反映绝大多数投入和产出信息，且投入指标要与产出指标相关。因此，本书将上述评价指标体系分为投入指标和产出指标，并采取主成分分析法进行指标筛选，简化指标体系。主成分分析是一种处理高维数据的方法，在实际问题的研究中，往往会涉及众多有关的变量。但是，变量太多不但会增加计算的复杂性，而且也会给合理地分析问题和解释问题带来困难。一般说来，虽然每个变量都提供了一定的信息，但其重要性有所不同，而在很多情况下，变量间有一定的相关性，从而使得这些变量所提供的信息在一定程度上有所重叠。因而人们希望对这些变量加以"改造"，用为数极少的互补相关的新变量来反映原变量所提供的绝大部分信息，通过对新变量的分析达到解决问题的目的。

6.1.2 基于主成分分析的指标筛选结果

经过专家咨询，投入指标和产出指标分别如表6-1和表6-2所示。

表6-1 投入指标

一级指标	二级指标	三级指标
1.机制	1.1 合作负责部门	1.1.1医院有无合作负责部门
		1.1.2社区卫生服务中心有无合作专职负责人
		1.1.3社区卫生服务中心有无合作专职工作人员
	1.2 合作规章制度	1.2.1医院与社区卫生服务中心有无合作的一体化管理制度
	1.3 合作开展工作	1.3.1医院有无帮助塑造社区卫生服务中心品牌的措施
		1.3.2医院征求社区卫生服务中心对合作的意见或建议的频率
2.人	2.1 进修学习	2.1.1每年社区卫生服务中心派去医院学习的医生人数
	2.2 专家到社区	2.2.1每年医院参与社区卫生服务中心会诊的专家人数
	2.3 合作参加科研	2.3.1每年社区卫生服务中心医生参加医院的科研课题的数量
		2.3.2每年医院医生和社区卫生服务中心医生合作发表论文的数量

一级指标	二级指标	三级指标
2.人	2.4 全科医生培养	2.4.1 医院是否为全科医生培养基地
		2.4.2 每年医院为社区卫生服务中心规范化培养全科医院人数
		2.4.3 每年医院为社区卫生服务中心短期培养全科医院人数
3.财物	3.1 赠送仪器设备	3.1.1 每年医院赠送社区卫生服务中心仪器设备数量

表6-2 产出指标

一级指标	二级指标	三级指标
4.转诊	4.1 双向转诊情况	4.1.1 每年医院向社区卫生服务中心下转患者人数
		4.1.2 每年社区卫生服务中心向医院上转患者人数
5.卫生服务中心得到患者认可	5.1 就诊人数	5.1.1 与上年相比社区卫生服务中心就诊人数是否有增加
6.社区卫生服务中心人才水平提高	6.1 全科医生	6.1.1 与上年比社区卫生服务中心全科医生增加人数
	6.2 医生职称水平	6.2.1 与上年相比社区卫生服务中心医生高级职称增加人数
	6.3 医务人员满意度	6.3.1 与上年相比社区医务人员工作满意度提高情况
7.患者受益	7.1 患者满意度	7.1.1 与上年相比患者主观满意度提高情况

投入指标从机制、人和财物方面入手，机制又分为合作负责部门、合作规章制度、合作开展工作等；人分为进修学习、参加科研、专家进社区和全科医生培养，财务主要体现为综合医院向社区卫生服务中心赠送仪器设备。二级指标下面又分为细小的三级指标，并体现在调查问卷中，具有可操作性。

产出指标从转诊情况、患者满意度、社区卫生服务中心人才水平的提高和患者受益四个方面来体现综合医院和社区卫生服务中心合作的效果，同样，将指标最后细分为可操作、可进行问卷调查的三级指标。

对投入指标和产出指标分别提取主成分。由于该评价指标体系涉及到两种不同类型的指标，是否式和其他式，因此对两种指标分别进行处理。此处采取的主成分分析方法同第5章效度检验的方法，因此不再详细列出主成分分析的结果，只分析所提取出的主成分。

6.1.2.1 投入指标

（1）是否式 投入指标是否式数据的成分得分系数矩阵见表6-3。

表6-3　成分得分系数矩阵（投入指标是否式数据）

	成分		
	1	2	3
医院有无合作负责部门	0.151	0.272	0.736
社区有无合作专职负责人	0.388	−0.063	0.201
社区有无合作专职工作人员	0.360	0.177	−0.311
医院与社区有无合作的一体化管理制度	0.252	−0.546	0.257
医院有无帮助塑造社区品牌的措施	0.176	0.639	−0.119

注：提取方法为主成分分析。

（2）其他式　投入指标其他式数据的成分得分系数矩阵见表6-4。

表6-4　成分得分系数矩阵（投入指标是否式数据）

	成分			
	1	2	3	4
医院征求社区对合作的意见或建议的频率	0.235	−0.069	−0.433	0.555
每年社区派去医院学习的医生人数	0.256	0.451	0.000	0.136
每年医院参与社区会诊的专家人数	0.180	0.335	−0.417	−0.167
每年社区医生参加医院的科研课题的数量	0.044	0.328	0.547	0.351
每年医院医生和社区医生合作发表论文的数量	0.355	−0.014	0.367	−0.098
每年医院为社区规范化培养全科医院人数	0.298	0.009	−0.143	−0.312
每年医院为社区短期培养全科医院人数	0.347	−0.282	0.158	−0.350
每年医院赠送社区仪器设备数量	0.202	−0.366	0.052	0.491

注：提取方法为主成分分析。

6.1.2.1　产出指标

（1）是否式　产出指标中是否式指标只有"与上年相比社区卫生服务中心就诊人数是否有增加"。因此把该指标作为一个筛选出的指标。

（2）其他式　产出指标其他式数据的成分得分系数矩阵见表6-5。

表6-5　成分得分系数矩阵（产出指标其他式数据）

	成分		
	1	2	3
每年医院向社区下转患者人数	0.252	0.482	−0.226
每年社区向医院上转患者人数	0.059	0.542	0.477
与上年相比社区全科医生增加人数	0.339	−0.373	0.337
与上年相比社区医生高级职称增加人数	0.358	0.248	−0.198
与上年相比社区医务人员工作满意度提高情况	0.403	−0.192	0.350

注：提取方法为主成分分析。

综上，主成分分析法提取出的指标主成分见表6-6。每个主成分可看作各个指标的函数，即其由哪些原始指标决定。例如投入指标的第一主成分由"医院有无合作负责部门"、"社区有无合作专职负责人"、"社区有无合作专职工作人员"、"医院与社区有无合作的一体化管理制度"、"医院有无帮助塑造社区品牌的措施"等五个指标决定，且系数分别为0.151、0.388、0.36、0.252、0.176。

表6-6　主成分系数（其他式数据）

	投入指标							产出指标			
	主成分1	主成分2	主成分3	主成分4	主成分5	主成分6	主成分7	主成分1	主成分2	主成分3	主成分4
医院有无合作负责部门	0.151	0.272	0.736	0	0	0	0	0	0	0	0
社区有无合作专职负责人	0.388	−0.063	0.201	0	0	0	0	0	0	0	0
社区有无合作专职工作人员	0.36	0.177	−0.311	0	0	0	0	0	0	0	0
医院与社区有无合作的一体化管理制度	0.252	−0.546	0.257	0	0	0	0	0	0	0	0
医院有无帮助塑造社区品牌的措施	0.176	0.639	−0.119	0	0	0	0	0	0	0	0
医院征求社区对合作的意见或建议的频率	0	0	0	0.235	−0.069	−0.433	0.555	0	0	0	0
每年社区派去医院学习的医生人数	0	0	0	0.256	0.451	0	0.136	0	0	0	0

	投入指标							产出指标			
	主成分1	主成分2	主成分3	主成分4	主成分5	主成分6	主成分7	主成分1	主成分2	主成分3	主成分4
每年医院参与社区会诊的专家人数	0	0	0	0.18	0.335	−0.417	−0.167	0	0	0	0
每年社区医生参加医院的科研课题的数量	0	0	0	0.044	0.328	0.547	0.351	0	0	0	0
每年医院医生和社区医生合作发表论文的数量	0	0	0	0.355	−0.014	0.367	−0.098	0	0	0	0
每年医院为社区规范化培养全科医院人数	0	0	0	0.298	0.009	−0.143	−0.312	0	0	0	0
每年医院为社区短期培养全科医院人数	0	0	0	0.347	−0.282	0.158	−0.35	0	0	0	0
每年医院赠送社区仪器设备数量	0	0	0	0.202	−0.366	0.052	0.491	0	0	0	0
与上年相比社区卫生服务中心就诊人数是否有增加	0	0	0	0	0	0	0	1	0	0	0
每年医院向社区下转患者人数	0	0	0	0	0	0	0	0	0.252	0.482	−0.226
每年社区向医院上转患者人数	0	0	0	0	0	0	0	0	0.059	0.542	0.477
与上年相比社区全科医生增加人数	0	0	0	0	0	0	0	0	0.339	−0.373	0.337
与上年相比社区医生高级职称增加人数	0	0	0	0	0	0	0	0	0.358	0.248	−0.198
与上年相比社区医务人员工作满意度提高情况	0	0	0	0	0	0	0	0	0.403	−0.192	0.35

6.2　基于DEA的合作效果评价

6.2.1　基于DEA的效果评价模型构建

目前我国正处于全面建设小康社会的关键时期，卫生工作面临的任务十分繁重，但是由于缺乏统一完善的医疗卫生投入绩效评价体系，使得政府在支持公立医院发展、改革医疗卫生资源布局方面存在着较大的困难。绩效评估对医疗卫生体制的改革具有极大的促进作用，同时"服务型医疗"的提出也为医疗卫生投入绩效评估的进一步完善提供了必要的条件和现实的要求。

事实上，自医改以来，评价医疗卫生投入的绩效问题已经引起学术界的广泛关注。目前的研究主要集中在两个方面：一方面，对医疗卫生投入绩效评价体系的探索；另一方面，是利用层次分析法或德尔菲法评价医疗卫生资源的投入效率。从以往的研究看，考察的对象大都集中在构建医疗卫生投入的绩效评价体系和采取专家打分法和层次分析法初步分析医疗资源的投入效率上。这其中存在着两个不足：从指标体系的建立上来说，没有形成一个统一的标准，在这方面也没有任何规章制度可循，学者大多采用实地调研和问卷调查等形式，主观判断指标的重要性，其客观性有待考察；从评价方法上来看，层次分析法作为研究合作绩效的主流方法，简单实用，所需的定量数据少，但当选取的指标多时指标的权重难以确定，特征值和特征向量的精确求法比较复杂，此外，层次分析法也存在着定量数据少，定性成分多，不能使人信服的问题；专家打分法的主要缺点在于主观性和随意性大，在各个领域的滥用使其丧失了创新性，但是不失为一种辅助决策的好方法。

本书采用DEA方法研究医疗卫生投入的效率，通过建立更加合理的指标体系和应用更加客观的方法来评价这一问题，相对于以前的研究更具有针对性。

目前，北京市部分综合医院与社区卫生服务中心进行了对口支援、院办院管等模式的合作，通过技术支持、人员培训、协作托管等多种方式，进一步推进医疗资源优化配置，取得了一定的效果。

纵观现有学术成果，对于城市综合医院与社区卫生服务中心分级诊疗合作模式的探讨，成果是最多的。总结起来，学者们认可的或者实践中比较流行的无非就是以下几种合作模式。

（1）城市综合医院直接办社区卫生服务机构的模式　这种社区卫生服务机构的所有权归综合医院所有，其所有运营体制由综合医院制定。这种模式也叫做院办院管模式，如厦门模式、大庆模式和首钢模式。这种合作模式有利于综合医院根据实际需求，统一管理和调配不同专业、不同层次的人才到社区卫生服务机构，从而促进社区卫生服务的发展，达到优化卫生服务结构、方便广大居民就医的目的。同时还能充分发挥三级医院的品牌效应，增强老百姓对其的信任度，将综合医院品牌的知名度、美誉度延伸到其下属的社区卫生服务中心。

（2）城市综合医院托管社区卫生服务机构的模式　这种模式的特点在于社区卫生服务机构的所有权归属地政府所有，但其日常医疗和运营的统一管理由受托管的医院负责。实行托管制的社区卫生服务机构的药品管理实行收支两条线的原则，政府按照服务人群数量的大小每年给予社区卫生服务机构一定的资金补贴及药品补贴，支持社区卫生服务机构的运营。如北京复兴医院与月坛社区卫生服务中心的托管合作模式。

（3）城市综合医院兼并重组社区卫生服务机构的模式　即指城市综合医院将原属政府或其他机构的社区医院兼并使其为其所有，同时原有职工也将一同并入综合医院人员编制，实现"一家式"发展。如北大医院模式。

（4）城市综合医院与社区卫生服务机构联合的模式　这种模式是指社区卫生服务机构的隶属权不变，只是在管理方式与经营模式上和综合医院合作，联合经营社区卫生服务机构。如人民医院模式。

（5）城市综合医院对口支援社区卫生服务机构的模式　即城市综合医院在医疗技能培训、医生资源、宣传教育和应急防范等方面支援社区卫生服务机构，使城市综合医院与社区卫生服务机构间相互促进和发展。如北京朝阳医院对口支援模式。

从这些模式中可以看出，城市综合医院与社区卫生服务中心是一种科学分工、密切配合的关系，两者从不同层次、不同水平、不同角度向服务对象提供医疗卫生服务。这种服务是一种优势互补的关系，而不是竞争的关系。在这种关系中，社区卫生服务中心将充分发挥城市公共卫生服务和基本医疗服务双重网底的作用，承担大中型医院的一般门诊、康复和护理等服务。综合医院逐步减少一般门诊服务，集中力量从事疑难杂症和重大疾病的救治，其最终目的还在于使医疗服务系统产出最大的社会效益和经济效益。

但是哪种模式的合作效率最高，一直是困扰医务工作者和管理者的一个问题，这也是本书想解决的问题。

我们走访了北京市的各大医院和其对口的社区卫生服务中心，收集到第一手资料。在北京的实践中，大多数城市综合医院和社区卫生服务中心的合作模式为对口支援模式和院办院管模式，因此本章分别用对口支援模式代表松散型模式、院办院管模式代表紧密型模式，不讨论托管和联合体模式。经过上义主成分分析法对数据进行处理，筛选出7个输入主成分，4个输出主成分。

6.2.2 基于DEA的效果评价模型结果

利用DEA-SOLVER Pro5软件，输入45对城市综合医院和社区卫生服务中心的投入产出指标数据，通过CCR和BCC模型分析，得出结果如表6-7所示（只显示部分结果）。

表6-7　CCR和BCC模型分析结果

	DUM	综合效率	相对有效性	纯技术效率	技术有效性	规模效率值	规模有效性
1	DUM1	0.21	DEA无效	0.21	无效	1.00	规模恰当
2	DUM2	0.52	DEA无效	0.52	无效	1.00	规模恰当
3	DUM3	1.00	DEA有效	1.00	有效	1.00	规模恰当
4	DUM4	1.00	DEA有效	1.00	有效	1.00	规模恰当
5	DUM5	1.00	DEA有效	1.00	有效	1.00	规模恰当
6	DUM6	0.08	DEA无效	0.08	无效	1.00	规模恰当
7	DUM7	0.40	DEA无效	0.40	无效	1.00	规模恰当
8	DUM8	0.21	DEA无效	0.21	无效	1.00	规模恰当

	DUM	综合效率	相对有效性	纯技术效率	技术有效性	规模效率值	规模有效性
9	DUM9	0.07	DEA无效	0.07	无效	1.00	规模恰当
10	DUM10	0.24	DEA无效	0.24	无效	1.00	规模恰当
11	DUM11	0.24	DEA无效	0.24	无效	1.00	规模恰当
12	DUM12	0.11	DEA无效	0.12	无效	0.92	规模递增
13	DUM13	0.22	DEA无效	0.22	无效	1.00	规模恰当
14	DUM14	0.89	DEA无效	0.89	无效	1.00	规模恰当
15	DUM15	0.27	DEA无效	0.27	无效	1.00	规模恰当
16	DUM16	0.21	DEA无效	0.21	无效	1.00	规模恰当
17	DUM17	0.52	DEA无效	0.60	无效	0.87	规模递增
18	DUM18	0.24	DEA无效	0.24	无效	1.00	规模恰当
19	DUM19	0.63	DEA无效	0.63	无效	1.00	规模恰当
20	DUM20	0.18	DEA无效	0.18	无效	1.00	规模恰当
21	DUM21	0.50	DEA无效	0.50	无效	1.00	规模恰当
22	DUM22	1.00	弱DEA有效	1.00	有效	1.00	规模恰当
23	DUM23	1.00	弱DEA有效	1.00	有效	1.00	规模恰当
24	DUM24	1.00	DEA有效	1.00	有效	1.00	规模恰当
25	DUM25	1.00	DEA有效	1.00	有效	1.00	规模恰当
26	DUM26	1.00	DEA有效	1.00	有效	1.00	规模恰当
27	DUM27	0.93	DEA无效	1.00	有效	0.93	规模递增
28	DUM28	0.20	DEA无效	0.20	无效	1.00	规模恰当
29	DUM29	1.00	DEA有效	1.00	有效	1.00	规模恰当
30	DUM30	0.36	DEA无效	0.36	无效	1.00	规模恰当
31	DUM31	0.16	DEA无效	0.16	无效	1.00	规模恰当
32	DUM32	0.43	DEA无效	0.43	无效	1.00	规模恰当
33	DUM33	0.07	DEA无效	0.07	无效	1.00	规模恰当
34	DUM34	1.00	DEA有效	1.00	有效	1.00	规模恰当
35	DUM35	0.08	DEA无效	0.08	无效	1.00	规模恰当
36	DUM36	0.01	DEA无效	0.08	无效	0.13	规模递增

	DUM	综合效率	相对有效性	纯技术效率	技术有效性	规模效率值	规模有效性
37	DUM37	0.17	DEA无效	0.17	无效	1.00	规模恰当
38	DUM38	1.00	DEA有效	1.00	有效	1.00	规模恰当
39	DUM39	1.00	DEA有效	1.00	有效	1.00	规模恰当
40	DUM40	0.12	DEA无效	0.12	无效	1.00	规模恰当
41	DUM41	0.35	DEA无效	0.35	无效	1.00	规模恰当
42	DUM42	1.00	DEA有效	1.00	有效	1.00	规模恰当
43	DUM43	1.00	DEA有效	1.00	有效	1.00	规模恰当
44	DUM44	1.00	DEA有效	1.00	有效	1.00	规模恰当
45	DUM45	0.36	DEA无效	1.00	有效	0.36	规模递增

45对城市综合医院和社区卫生服务中心的综合效率值见图6-1。

如图6-1所示，各家城市综合医院和对应的社区卫生服务中心的DEA综合效率评价值呈高低分布，值的分布比较广，说明这45对城市综合医院和社区卫生服务中心样本的合作效率也不尽相同，有些合作对合作的效果比较好，有些合作对因为各种原因合作效果不佳，这将在下文中分析。

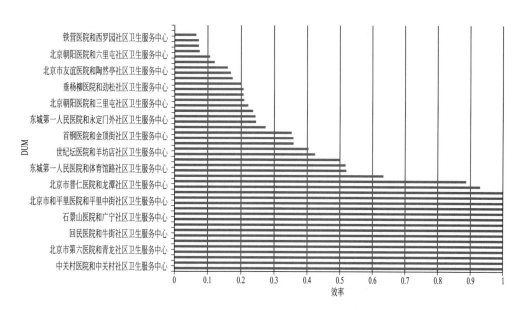

图6-1 综合效率值

6.2.3 结果分析

6.2.3.1 总体结果

通过结果分析，得出45对城市综合医院和社区卫生服务中心的平均综合效率值为0.5327。技术和规模均有效的共计15个，无效的单元共计30个，无效率约为66.67%，说明目前城市综合医院和社区卫生服务中心合作的总体效率不高。合作效率不高主要在于技术无效，45对合作中，仅仅17对是技术有效，占比约为37.78%，部分合作对还存在资源投入不足的问题，如表6-8所示。

表6-8　DEA样本分析表

总样本数	DEA有效样本数	DEA有效样本占总样本比例	DEA无效样本数	DEA无效样本占总样本比例
45	15	33.33%	30	66.67%

其中：DEA无效样本中技术有效的有2个，占比6.67%，技术无效的28个，占比93.33%，说明DEA无效单元无效的原因主要来源于技术无效，这跟城市综合医院和社区卫生服务中心的合作制度建设、资源配置的合理程度相关；DEA无效单元中有5个样本显示规模递增，对于这5个样本来说，继续投入资源，产出增加更多，因此，再投入资源是有效的。

将这45对城市综合医院和社区卫生服务中心的合作对的综合效率值做一个频数分布图，得到图6-2。

以0.1为间距，可以发现，综合效率值大于0.9的合作对为数最多，总共有16个，然后在0.1～0.2区间和0.2～0.3区间，各有7个合作对，总体来看，DEA综合效率值高于0.5的合作对有20个，低于0.5的合作对有25个，合作的效率总体是不高的，尤其是综合效率值低于0.1的还有5个合作对，说明现在城市综合医院和社区卫生服务中心的合作效率的提升空间很大。

分析DEA综合效率值不高的几个合作对，造成综合效率值低的原因主要有以下几个方面：① 综合医院支持社区卫生服务中心的全科医生或者专家人数较多，但是没有对结果起到应有的影响；② 综合医院支持社区卫生服务中心的经费高于一般水平，但是由于设备采购、前期投入等问题，资金充足的效

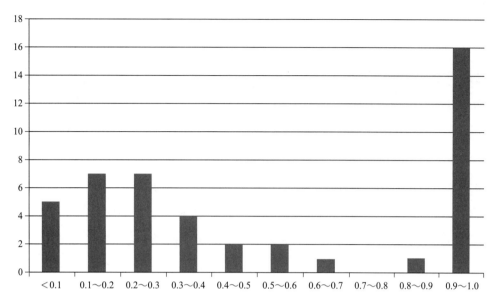

图6-2　综合效率值频数分布图

果显现得还不明显，对于这一问题，相信随着时间的推移，设备的到位等，后期会对结果有着显著的影响；③ 上下转患者人数，尤其是综合医院向社区卫生服务中心的下转患者人数，如果这一指标低于平均水平，对DEA的综合效率评价指标也有着很大的影响，这需要综合医院对患者加强宣传，让患者意识到社区卫生服务中心的医疗水平有很大的提升，并且突出社区卫生服务中心就在家门口，交通便利等优点，增加社区卫生服务中心的吸引力。

6.2.3.2　非DEA有效的单元分析

在DEA无效的30个单元中，技术有效的单元共计2个，规模恰当的共计25个，DEA无效大多来源于技术无效，说明在这30对无效的合作对中，在一定程度上可以通过制度建设和提高管理水平使资源配置的效率有较大幅度提升。此外，对技术有效的单元分析，得出规模无效的有5个单元为规模递增，例如北京朝阳医院和六里屯社区卫生服务中心等，说明此类综合医院和社区卫生服务中心的合作对随着投入规模的增加，其产出增加，此类合作对还要继续投入相应的资源，并优化资源配置效率，从而提高产出效率。

此外，分析城市综合医院和社区卫生服务中心DEA资源配置无效的原因主要为：

① 资源配置的管理水平和制度建设不完备，例如，由于对投入资源的不合理管理和利用而导致资源闲置或者资源产出率不高的情形依然存在，因此为了提高城市综合医院和社区卫生服务中心合作对的合作效率，就要充分关注资源配置的科学性、合理性和有效性，督促其提高管理水平和制度建设，提高资源投入产出效率；此外，综合医院各个部门之间信息不流畅的现象也比较严重，加快信息流在医院系统内部的传递，创造一个信息共享平台，同时，模型理清了综合医院和社区卫生服务中心合作过程中各个层级的逻辑结构和隶属关系，对全面建立医疗资源协同，提高卫生资源配置效率具有一定的指导意义。

② 少数存在投入资源不足的问题，对于这样的合作对，要加强其资源投入规模，通过规模递增提高产出效率。

6.2.3.3　非DEA有效单元的改进

对一个经济系统来说，如果有可能增加产出量而不增加任何投入也不减少其他产出，如果有可能减少某一投入量而不增加任何其他投入也不使产出减少，那么，这个经济系统就是无效的。针对非DEA有效的单元，对投入指标作出的调整为"可以减少的投入"，而对于产出指标作出的调整为"应该可以增加的产出"。结果如表6-9所示（只显示部分，其中S-(1)表示第一个输入变量可减少的数量，S+(1)表示第一个产出变量可增加的数量）。

表6-9　投入产出指标结果表

单元	得分	S-(1)	S-(2)	S-(3)	S-(4)	S-(5)	S-(6)	S-(7)	S+(1)	S+(2)	S+(3)	S+(4)
1	0.52	0.00	0.62	0.16	0.00	0.00	0.00	0.00	2.39	45.71	43.98	0.00
2	0.40	0.00	0.12	0.32	0.00	0.00	0.00	0.44	19.95	170.18	141.08	0.00
3	0.89	0.00	0.53	0.14	0.00	0.49	0.00	0.75	2.00	6.45	0.00	0.00
4	0.63	0.00	0.43	0.80	0.31	0.00	0.16	0.48	8.72	93.24	80.78	0.00
5	0.93	0.00	2.58	3.61	0.00	0.00	0.00	0.52	0.00	1527.18	1887.26	3.44
6	0.50	0.00	0.00	0.00	0.00	0.00	0.12	0.32	0.21	0.44	0.00	0.00

由表6-9可以看出，对第一个单元来说，如果保持产出不变，可以在第二

个指标，第三个指标降低相应的数值，而在投入不变的情况下，产出指标应该增加第一、二、三个主成分相应的数值才能使这个合作对达到DEA最优，其他单元也是如此。从表6-9还可以看出，无效的合作对在投入方面的改进其实并不大，主要集中在产出方面。其中，第二、三个产出主成分尤其值得我们的关注。

综上，可以得到如下结论：无效的合作对应该主要着眼于增加上下转患者人数、加强医务人员队伍建设和提高社区医务人员工作满意度上面，主要有以下几点：第一，上下转患者人数需要增加，尤其是综合医院向社区卫生服务中心下转患者人数需要增加；第二，加强医疗队伍建设，应逐年增加社区卫生服务中心全科医生和高级职称医生的数量，提高社区卫生服务中心的医疗水平；第三，注重提高医护工作人员的工作满意度，从工作环境、人才成长等方面给予医护人员全方位的支持。

总之，通过对投入指标和产出指标的有效调控，一方面提高资源投入产出效率，一方面增强医疗资源的公平性，逐步提高患者满意度，解决"看病难"的问题。

6.3　分级诊疗合作模式选择

6.3.1　分级诊疗不同合作模式效果的比较

对45对综合医院和社区卫生服务中心进行对比分析，松散型模式的综合医院和社区卫生服务中心有39对，综合效率平均值为0.51，合作DEA有效的对数为12对，样本中有效单元占比为30.77%；采取紧密型合作模式的有6对，综合效率平均值为0.64，样本中有效单元占比为50.00%，比松散型模式的综合效率平均值高出13个百分点，样本中有效单元占比高出约20个百分点（表6-10）。总体来看，紧密型模式的效率更高，这种模式和其他模式相比，有着更高的综合效率平均值和更高的有效单元占比。

表6-10　不同合作模式的DEA效果

模式	医院和社区样本对数	综合效率平均值	样本中有效单元占比
松散型	39	0.51	30.77%
紧密型	6	0.64	50.00%

将紧密型和松散型模式中的DEA有效数和无效数做一个直方图对比，可以得到如图6-3所示的结果。

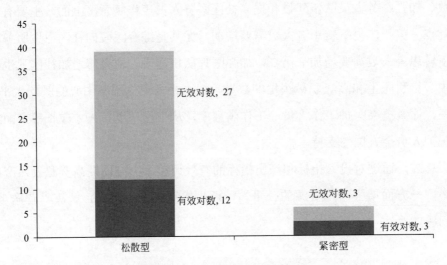

图6-3　DEA有效数和无效数对比

从图6-3可以看出，紧密型模式的有效数占比更高。分析DEA综合效率值低于0.1的几个合作对，发现这5对全部来自松散型模式。紧密型模式中DEA综合效率值最低的是0.12，其他的值均大于0.3。分析紧密型模式中效率最低的合作对，发现在这一合作对中，综合医院对社区卫生服务中心的经费支持远远高于其他合作对，其得分低的原因可能是因为资金用于购买设备、支持科研等这些短期内无法显示效果的项目上，相信随着时间的推移，前期资金的投入对结果效果的提升会慢慢显现。因此，综合来看，紧密型模式不管是从平均综合效率值，还是从合作对个体角度，其DEA效率都是比较高的。

分析产出指标，发现紧密型模式下实现双向转诊的转诊率较高，因为在这种模式下，双向转诊具有如下优势：① 因为是一个实体，经济利益冲突较少，转诊渠道畅通；② 城市综合医院与社区卫生服务中心之间存在工作人员之间的流动，在社区卫生服务中心的医生都有在综合医院长期工作的经历，技术力最较强；③ 城市综合医院为社区卫生服务中心转诊提供入院绿色通道，患者可快速进入病房；④ 受社区条件限制，社区卫生服务中心不可能拥有大型仪器设备，通过社区医生转诊方便患者进行辅助检查，可缩短候诊时间。但这种便利的方式对于非隶属关系的综合医院与社区医疗机构来说，还存在一些问题，有待于进一步探讨。

北京市自2012年起，政府开始介入综合医院和社区卫生服务中心分级诊疗合作中，二者的合作从自发转向政府主导。为了探讨政府介入在二者合作效果上的作用，我们收集了部分综合医院和社区卫生服务中心2013年的合作数据，与2012年的数据相比较。

本章抽取5对医院和社区数据，运用上文中筛选的7个投入主成分和4个产出主成分，计算2012年和2013年的投入产出比（投入/产出，值越低说明投入产出效果越好）（表6-11）。

表6-11　投入产出分析

模式	医院和社区卫生服务中心	2012年投入产出比	2013年投入产出比
松散型	世纪坛医院和甘家口社区卫生服务中心	2.18	2.45
	北京市友谊医院和大栅栏社区卫生服务中心	0.59	0.811
紧密型	北京安贞医院和大屯社区卫生服务中心	0.75	0.37
	中关村医院和中关村社区卫生服务中心	1.50	0.40
	首钢医院和金顶街社区卫生服务中心	0.15	0.04

从表6-11可以看出，松散型模式2013年投入产出比大于2012年，说明政府介入对于松散型模式来说并未起到正面影响，但从数据上来看这种变化并不明显。紧密型模式2013年投入产出比小于2012年，说明紧密型模式在政府介入后合作效果更好，且变化明显。也就是说，总体来看，紧密型模式在不同情况下均表现出较高的综合效率。

6.3.2　分级诊疗合作模式选择

对北京市45对综合医院和社区卫生服务中心的分级诊疗合作效果进行了指标筛选与投入产出效率的实证分析，得出总体资源配置的投入产出效率达到0.53，资源配置整体效率不高，主要原因在于技术效率不高，管理制度不规范和管理服务水平不高影响了资源配置效率。对分级诊疗合作模式进行分类分析，得出：采取紧密型模式比松散型模式的综合效率平均值高出13个百分点，样本中有效单元占比高出约20个百分点，总体来看，紧密型模式的效率更高，这种紧密型模式和其他松散型模式相比，综合效率平均值和有效单元占比都较高。因此，紧密型模式更为有效。此种方式对于综合医院来说，也是有利可图，综合医院进驻社区卫生服务中心，有利于自身发展，拓宽服务渠道。随着人们观念的转变和社区卫生服务中心服务水平的提高，参照国外经验，社区卫生服务中心的医生必然成为社会保险系统的"守门人"。综合医院目前虽大多不愁患者，但从长远来看，外资医疗机构的进入、社会保障制度和医药分家的实施，很大一部分患者将被分流，若不主动参与社区卫生服务，拓宽服务渠道，将在竞争中处于不利地位。

我们总结紧密型模式时，认为这种模式对社区卫生服务中心的作用，主要有以下几点。

（1）缓解了医疗压力　由于历史原因所造成的医疗服务资源、技术和服务质量之间存在的差异，且患者具有选择医疗机构的自由，导致我国目前基本医疗服务70%以上是由大中型综合医院提供，形成"倒金字塔"的就医模式，造成现在大医院"人满为患"，社区卫生服务中心"门可罗雀"的现状。通过综合医院和社区卫生服务中心合作，利用综合医院的品牌影响效力，使就诊人群向社区卫生服务中心分流，可以有效缓解综合医院的医疗压力。

（2）落实"双向转诊"，降低患者就医成本　"双向转诊"制度的实施，减少了患者进医院的次数，减少了看病的环节，根据实际工作中的统计，通过社区卫生服务，合理利用了有限的卫生资源，减轻了社会及家庭的经济负担，社区医疗服务人次年均提升约20%，同时赢得了患者的信赖，为医院带来了经济效益。

（3）充分利用卫生资源，物尽其用，人尽其才　综合医院开展社区卫生服务，打破了传统的医疗服务框架，使医疗服务从综合医院走向社区，由被动服务变成了主动服务，使综合医院的资源得到了合理的使用，使社区居民不出家门就得到快捷、方便、有效的服务，获得了很好的社会效益，研究者大多认为综合医院与社区卫生服务中心实现良好合作后，有利于防止社区卫生服务中心的人才流失。

（4）为群众提供了"家门口"式的便捷服务 综合医院进驻社区，能为社区居民提供更安全、更优质的服务。综合医院通过与社区卫生服务中心合作使原本局限于市区的医疗资源发挥了长效作用，通过协作使城市综合医院的医疗技术实现最大范围的辐射，让城乡大大小小的医院编织成一个服务网络，扩大医疗服务半径，充分利用综合医院在技术、人才、急救方面的优势，提升当地医疗服务水平。

6.4 本章小结

本章通过主成分分析方法对合作效率评价的指标进行了筛选，并利用DEA方法结合调查研究对45对综合医院和社区卫生服务中心的分级诊疗合作效果进行了效率评价，得出目前总体资源配置的投入产出效率不高，其主要原因并非源于资源投入不足，而更多的表现为资源配置模式和效率不高，例如，医院和社区卫生服务中心的协同合作水平、双方合作的管理制度建设等。并通过对不同合作模式的效率进行分类评价，得出紧密型合作模式相对于松散型合作模式，有着更高的综合效率平均值。因此，在当下，紧密型模式可能是较为适合综合医院和社区卫生服务中心合作的一种模式，原因主要有以下几点：一是紧密型模式以综合医院为依托，人员、设备具有优势，医疗服务具有一定吸引力，双向转诊顺畅，不会像其他模式易于流于形式；二是紧密型模式下，综合医院与所办社区卫生服务中心人员流动较为方便，激励性强；三是由于社区卫生服务中心因为软硬件的缺失，没有建立起自己的品牌，使得多数居民对于社区卫生服务中心的服务质量保有怀疑态度，这也是导致目前社区卫生服务中心发展举步维艰的主要原因，而通过综合医院和社区卫生服务中心的紧密型合作，可以在一定程度上消除居民的疑虑，增加了社区卫生服务中心医疗水平的可信度。但同时，紧密型和松散型合作模式的现有DEA效果均较低，平均效率低于0.7，说明一方面要针对紧密型和松散型合作模式，探索提高合作效果的途径；另一方面，需要探索新的界于紧密型和松散型之间的新型合作模式。

总之，综合医院进驻社区，有利于城市居民享受到高效、优质、快捷、方便、廉价的卫生服务，同时也有利于综合医院自身适应医疗改革的需要，培养新的经济增长点，在竞争中立于不败之地。

第7章

医疗联合体分级诊疗合作模式发展的对策及建议

7.1 分级诊疗合作模式的综合对比与选择

通过构建城市综合医院与社区卫生服务中心之间的非对称合作博弈模型，明确了合作产生的动力根源以及合作实力对比、成本收益比等条件对合作的影响，从而提出了促进分级诊疗合作产生的条件和对策。一方面明确了非对称合作产生的可能性和可行性，另一方面对合作参数的调控给出了合理的区间，从理论上验证了城市综合医院与社区卫生服务中心之间合作的意义和可能，然而双方采取怎样的合作模式就是合作问题的关键。

（1）F-H分析的模式选择 通过对城市综合医院与社区卫生服务中心分级诊疗合作模式选择的F-H分析，得出：以医疗联合体为代表的中间型模式是服务我国当前城市综合医院与社区卫生服务中心合作的可行模式，即介于紧密合作和松散合作的模式，既能够保证合作主体之间决策的相对独立性，又能够实现资源共享和多赢，为医疗联合体的发展提供理论支撑。

（2）基于投入产出效率评价的模式选择 利用DEA方法对45对北京市综合医院与社区卫生服务中心的分级诊疗合作效率进行评价，得出：目前综合医院与社区卫生服务中心之间合作的DEA效率整体不高，说明医疗资源配置效率较低，分析其原因，并非源于资源投入不足，而是由于协同合作以及管理机制不健全导致，因此从实践层面关注不同合作模式下合作的效果并进行持续跟踪是合作模式选择的又一量化标准。同时，对北京市目前存在的紧密型和松散型合作模式的有效性进行对比，得出DEA综合效率平均值低于0.7。从而得出：在现有医疗条件和资源配置模式下，探讨新的组织形式和合作模式是提升医疗体系服务水平和服务能力的关键，现阶段，医疗联合体的合作模式是本书主要推进的模式之一。

下面将结合专家、居民（患者）、基层医务人员对医疗联合体的评价和认知情况进行调研，为医疗联合体的发展提供专家意见和基层保障。

（3）专家评分的模式选择　医院与社区卫生服务中心之间不同的合作模式具有不同的优势和劣势，好处和弊端，决定了不同的模式适应不同的环境和条件。我们依据不同模式在操作性、可持续性、资源配置利用、提升基层医疗服务、医疗服务的连续性和综合性的改几个方面予以比较分析。

我们选取综合医院院长及社区卫生服务中心主任和专家等40位，对五种不同模式的不同方面进行打分，打分为五分制，取算数平均并四舍五入，结果见表7-1。

表7-1　五种合作模式综合比较分析

模式	可操作性	可持续性	资源配置	服务连续性	服务综合性	总分
院办院管	1	5	5	5	4	20
兼并重组	1	5	5	5	4	20
托管	3	4	4	4	3	18
联合体（政府不主导）	3	3	3	3	2	14
医疗联合体	4	4	4	4	4	20
对口支援	5					9

针对表7-1，利用雷达图直观展现各种模式在可操作性、可持续性、资源配置、服务连续性以及服务综合性等方面的专家评价与实际值的差距，反映不同模式的优劣势（图7-1）。

由表7-1和图7-1可见，以院办院管和兼并重组为代表的紧密型合作模式综合评价得分最高，但是可操作性较差，因此受我国医疗服务体制和机制的约束，目前还很难推进。以托管为代表的中间型组织因社区让渡给综合医院的

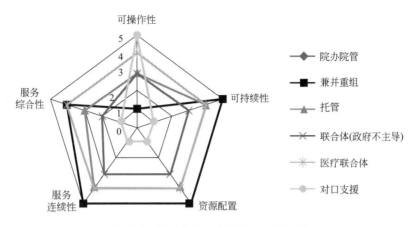

图7-1　五种合作模式综合比较雷达图

经营管理权较多，从合作形式上，较接近紧密型合作模式，可操作性有一定难度，从而其综合评价略低于紧密型合作模式。联合体模式中，政府主导的合作模式相对不主导的合作模式，其综合评价得分较高，效果较好。且虽然政府主导的联合体合作模式得分与紧密型得分相同，但可操作性强，其他指标的得分分布较均匀，应是新医改主推的主要模式。对口支援模式在当前条件下最容易操作，但是其他各项分值均比较低，与我国医疗服务改革的导向和趋势并不一致。

（4）居民（患者）、基层医务人员对医疗联合体的认知调查　2013年，依据构建医疗联合体的思路和要求，对北京市东城区、西城区、朝阳区和海淀区四个区的居民（患者）及医务工作人员对医疗联合体的认知度、信任度、支持度和满意度做了抽样调查，最终完成2320份样本，有效率94%。通过调查样本分析，具体结果如下：

在认知度方面，23.8%的居民听说过医疗联合体，而76.2%的居民表示没有听说过医疗联合体；87.8%的居民认为医疗联合体有助于降低医疗费用。66.8%的医务人员听说过医疗联合体，56.6%的医务人员认为推进医疗联合体能够提高医疗资源利用效率，实现分层就诊，有序就医；56.1%的医务人员认为实施医疗联合体能够给居民（患者）带来好处。

在支持度方面，在23.8%的认知居民群体中高达95.3%的居民支持医疗联合体，只有4.7%的居民表示不支持医疗联合体，66.8%的居民表示实施医疗联合体后将有助于缓解"看病难、看病贵"问题；并且，居民对实施医疗联合体的期望值很高，高达88.5分（百分制）。68.5%的医务人员支持实施医疗联合体，1.3%的不支持，30.2%的表示不好说，对医疗联合体的期望值是77.4分。

在信任度方面，居民对社区医疗的信任目前为77.6分，77.9%的被访者认为实施医疗联合体有助于提高对社区医疗的信任度，3.6%的表示否认，18.5%表示表示不清楚。69.6%的医务人员认为医疗联合体有助于增强医务人员对社区医疗机构的信心，30.4%的医务人员持否定态度。

在满意度方面，居民对目前就医状况的满意度为74.6分，66.2%的住院患者愿意出院后去康复医院或社区后续治疗，33.8%的患者不愿意；但在增加康复期内医院住院医保不报销，社区医院报销的条件后，69.4%的患者表示支持康复回社区。居民对医疗联合体的总体满意度为64.4分。医务人员对医疗联合体总体评价为69.1分。

通过调研，我们得出居民和医务人员对医疗联合体的认知度较低，对现有医疗服务满意度较低，但在认知人群中对医疗联合体的支持度、信任度和期望值较高。这说明推进医疗联合体的实施具有很强的民众基础。

综合比较各模式的可行性，我们认为，理论上各地可以依据自身的医疗发展现状和政策环境，选择不同的合作模式。医疗联合体是现阶段政策、制度和环境条件下应主推的合作模式。

7.2　医疗联合体模式现存问题的案例分析

卫生部前部长陈竺说，医疗改革下一步最重要的是让基层医院真正强起来，和大医院上下联动、沟通，最好是一体化的构架，就是"医疗联合体"。

北京市于2012年5月份正式启动了区域医疗联合体试点工作。目前，按照北京市医疗资源分布和群众医疗服务需求，以北京朝阳医院、北京友谊医院、北京世纪坛医院为龙头，组建了"北京朝阳医院医疗联盟"、"北京友谊医疗共同体"、"北京世纪坛医院医疗联合体"等3个区域医疗联合体。两年多来的实践运行表明，已有的医疗联合体模式存在以下问题需要进一步解决。

（1）**医保支付问题**　按照当前的医保支付体制，受医保定点机构限制，患者在医疗联合体中的核心医院就诊后，想"下转"继续治疗时，须选定下转医院作为自己的定点医院，才能享受医保待遇。同时，社区卫生服务中心有医保总额控制，每年医保的总额控制指标是按上一年度的实际发生额测算；社区卫生服务中心加入医疗联合体后，由于接收大量康复期，医保总量可能超支。依据医疗联合体的运行机制，医保支出的理想模式应该是按医疗联合体总包付费，但我国患者就诊的自由度非常大，固定的首诊负责制还没有形成。因而，医保支付模式成为当前医疗联合体有效运行的一个体制性障碍。

（2）药品适用范围上下不一致问题　一方面由于社区医院等级较低，部分药品不允许在社区卫生服务中心使用，患者虽然转到社区就诊，但某些药品仍需要到大医院取，致使一些患者没法不到三级医院看病。另一方面，一些大医院没有使用基本药品，一些常见病、慢性病患者转到大医院后，因药品缺乏，使得患者治疗中断。如何促使三级医院加大基本药品使用，提高基层医院的药品适用范围，是保证患者转到基层医院后能够继续治疗、用药能够持续的重要因素。

（3）社区首诊和转诊问题　当前，患者对社区医院的医疗水平仍不够信任，有病还是习惯去大医院。按照国际经验，患者的第一接触点都应当是社区，有助于对疾病全程管理。在首诊制方面，北京市并没有强制社区首诊，而是通过"实惠"政策，利用价格杠杆和利益引导患者到社区就诊。比如，为引导参保人员在社区就医，北京市在医保报销方面对社区医疗采取了倾斜政策，以门诊为例，在职职工在医院就医能报销70%，在社区就医报销90%。在转诊方面，"上转容易下转难"的问题依然存在。北京朝阳医院医疗联盟内上转患者是下转患者数量的近2倍。对于适合转、愿意转的患者，怎样才能创造更好的条件，提供更好的医疗服务；在转诊过程中，怎样摒弃部门利益，促进大医院下转患者，是目前北京市医疗联合体尚待解决一个组织结构性的问题。

（4）医疗联合体内部成员间合作的不对等关系问题　北京市已建成的北京朝阳医院医疗联盟、北京友谊医疗共同体和北京世纪坛医院医疗联合体在组织架构上都是采用"3+2+1"的双向多项的合作模式，并且在组织关系上存在核心医院与合作医院的划分。很显然，医疗联合体内部三级医院与社区医院，核心医院与合作医院间是非对等的合作关系。在医疗联合体内部，核心医院与三级医院掌握着较多的医疗资源，社区医院和基层医院医疗资源较少，这样，尽管有政府政策引导，也很难避免核心医院和三级医院与基层医院和社区医院之间的利益冲突，导致基层医院和社区医院对核心医院和三级医院的不信任，致使医疗联合体运行受阻，难以持续有效运行。因而，如何在组织结构上克服成员间因不对称关系而引致的相互间的不信任关系，也是北京市构建医疗联合体面临的一个重要问题。

总之，北京市正在推进医疗联合体的构建，但受目前医疗服务体制和机制的约束，也存在一些阻碍医疗联合体有效运行的因素。同时，鉴于组织构建的缺陷，医疗联合体成员内部相互之间的不信任也是阻碍医疗联合体能够持续的重要因素。因此，需要在对医疗服务体制和机制进行改进的同时，利用中间组织理论的思想对现有医疗联合体的组织架构进行重组，即通过政府、综合医院和社区让渡部分权力给中间组织，摒弃核心医院与合作医院的划分，由中间组织统一管理医疗联合体的资源利用和利益分配来协调其组织运行。

7.3　医疗联合体模式的未来组织模式

为了克服当前医疗联合体在组织结构上的双边和多变关系的不确定性和不稳定性，构建出能够持续、稳定有效的医疗联合体的组织形式，促进联合体内部成员间互信合作，依据合作理论、合作冲突理论、中间组织理论和非对称合作博弈理论，本书构建出基于中间组织（第三方组织）的医疗联合体的模式框架，如图7-2所示。基于中间组织的医疗联合体模式的本质内涵是：各级政府只保留各级医院的所有权，上级政府将综合医院的管理权让渡给中间组织，基层政府将社区医院的管理权让渡给中间组织，由中间组织作为医疗联合体的管

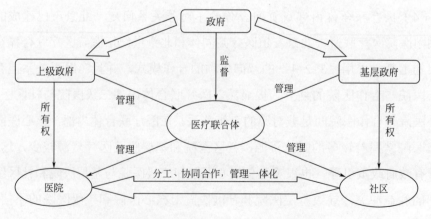

图7-2　基于中间组织（第三方组织）的医疗联合体模式框架

理中枢，对医疗联合体的医疗资源统一调配管理，形成综合医院与社区分工、协调合作，管理一体化的医疗服务体模式。这样，既解决了原来医疗联合体间双边或多边关系的不确定性和不稳定性，也能够解决综合医院与社区卫生服务中心之间因为实力不对等而产生的互不信任关系，有利于医疗联合体的长期稳定运行，实现分级诊疗、有序就医的医疗体制改革的目的；也能够解决长期以来我国医疗体制不顺、医药不分的困境。

7.4　构建医疗联合体的推进建议

7.4.1　推进新医改的思路

从医改的宏观层面来说，要按照"保基本、强基层、建机制"的总体要求，围绕医疗卫生服务体系、人事薪酬制度、补偿机制、监督治理体制和信息化等方面，进行顶层设计、统筹规划。在医改推进过程中，要理清政府与市场的关系，依据医疗公益性的原则，压缩大医院普通门诊，加快基层医疗人才培养，构建"金字塔"型医疗卫生服务体系。加快人事薪酬制度改革，鼓励医生多点执业。调整医疗服务价格，合理控制医疗费用，提高医疗资源利用效率。加快信息化建设，改变碎片化管理，促进医疗信息共享。加强医德医风建设，提高医务人员服务意识，增强职业道德，提高患者满意度。总之，通过一系列医改措施的推进，引导医务人员和患者下沉社区，最终形成分级诊疗、有序就医的医疗卫生服务体系，激发医务工作人员的积极性和创造性。

7.4.2　坚持政府主导、依托中间组织

在当前医疗服务体制下，我国的综合医院和社区卫生服务中心都是独立的法人主体，都有着自己的定位和职能以及利益诉求。同时，我国社区卫生服务中心还处于起步阶段，人才培养和配备还没有全部到位，整体实力和服务能力还比较弱；居民对社区卫生服务中心的能力和水平还不太信任。组建医疗

联合体的本质是推进医疗服务机构间的组织合作。依据互惠合作理论，在自由选择的市场机制下，不同组织间要形成真正的合作，相互间要具备优势互补的条件，双方都具有核心优势，能够提供互惠能力，并对合作组织做出相应的贡献。鉴于社区医疗和基层医疗发展水平和服务能力的不足，如果采取市场化的合作策略，社区基层医疗服务机构与大医院互惠的能力明显不足，大医院与社区合作的意愿必然较低。即使是为了响应政策的要求，大医院做出合作的行为，但因为利益激励机制的缺失，相互之间的合作也必然是"伪合作"，无法长久坚持下去，更难进入良性运转阶段。因而依据互惠合作理论，我国医疗卫生服务体系进行自由选择的市场化互惠合作条件尚不具备，放手让医疗机构自主选择合作，组建医疗联合体的任务和改善医疗卫生服务体系的目标很难实现。

在互惠合作理论不支持我国医疗联合体构建的情况下，强互惠理论为我国医疗联合体构建提供了强有力的理论支撑。强互惠理论认为，个体或组织间合作之所以能够维持，在于存在强互惠者具有实施惩罚的能力。在当今社会，政府作为强互惠者，为了社会的发展目标或者保障整体和大众的利益，可以通过制定政策引导经济组织间的合作，并对不合作或者不执行政策的个体或者组织采取强力的惩罚措施。这样，依据强互惠理论，北京市构建医疗联合体一定要坚持政府主导，在政府的强力推进下，制定城市综合医院与社区卫生服务中心合作的规则、任务和要求，并由政府对综合医院推进合作的情况进行监督和考核。同时，基于F-H模型理论分析的结果也表明，政府推动是我国综合医院与社区卫生服务中心能够达成合作的根本动力源。因此，无论是基于现实还是从理论分析结果来看，在目前条件下，政府主导并强力推进是医疗联合体构建的必要条件和实现的保证。

城市综合医院与基层医疗组织在规模、综合实力、服务能力和服务水平等各个方面都处于非对等、非对称的状态。依据非对称合作理论，如果是采用城市综合医院与社区基层医疗自然合作的模式，由于双方差距较大，综合医院在合作的模式、深度及广度上都处于绝对的主导地位。为了自身利益，在合作过程中，综合医院很可能会依据自身的需要选择与自己利益需求相一致的合作对象，而放弃或者消极地与自己需求存在差异的社区。这样，无法实现通过大医院带社区、培养社区服务能力的任务和要求，更无法实现区域内医疗服务连续性的长期发展目标。因而，为了克服纯市场机制选择的缺陷和不足，我们应依据我国医疗卫生服务体系发展的实际情况和组建医疗联合体面临的任务和要求，**组建超越单个综合医院或社区利益的中间组织，即医疗联合体的组织机构，并赋予该组织法人地位，综合医院让渡部分权力给联合体，联合体组织全力机构超越单个综合医院的利益，从整体的角度来组织和管理联合体内的事务，从而促进综合医院带动社区基层医疗服务的发展，提高基层医疗服务的能力和水平。**所以，组建中间实体组织和制定中间组织的运行机制及其发展目标、任务和要求，并对**中间组织赋权赋责**是组建医疗联合体成功的重要组织保障和有效运行的基础。

7.4.3 多种模式综合利用、主推医疗联合体

区域医疗联合体是我国医疗体制和医疗服务传递系统改革的一次关键性的举措。我国区域医疗合作起步较晚，在体制和运行机制上存在先天的缺陷；医疗服务机构自身的服务能力参差不齐，也难于形成核心化的能力。在各地进行的区域医疗一体化的实践中，实际实施推进的各种组织模式也难以保证经营管理权力的落实。鉴于我国医疗管理体制、医疗卫生管理制度和产权关系以及运作环境的复杂性，目前，还没有统一、普遍使用的医疗联合体模式。并且，医疗服务领域的问题有其自身的路径依赖，已有的体制、观念和制度对人们行为的影响短期内很难改变，因而在政策及其执行上需要逐步推进。因而，在实际推进工作中，应依据各区域综合医院和基层医疗服务机构的发展实际，采用对口支援、托管、医疗联合体、院办院管和兼并重组等多种模式的混合模式。在采取混合模式的基础上，依据我国医疗服务体制和机制现状以及各种模式的优劣势分析，建议北京市目前应该在混合模式的基础上，主推医疗联合体模式。主要理由有二：一是医疗联合体模式整体效果比较好，推进难度适中；二是构建医疗联合体已经得到官方的正式认可和推进，期望通过区域医疗联合体的建设解决多年来医疗服务系统不系统的问题。

7.4.4 为城市综合医院赋责，培育社区卫生服务中心

医疗联合体在成员结构上包括三级医院、二级医院和社区卫生服务中心，

很显然，三级医院规模大、实力强、医疗资源丰富，二级医院次之，社区卫生服务中心实力最弱，医疗资源最少，组织成员间存在严重的非对称性。依据非对称合作理论，在公共资源有限的合作系统中，参与各方必然因公共资源的提供和使用而存在冲突关系，但由于参与者之间是非对称性的关系，合作的接受方占据较多、甚至全部的公共资源，决定着系统的行为特征并对合作方的投机和不合作行为实施惩罚。合作系统在演化过程中，合作关系的形成和维持机制均由系统中的优势方主导或制定；优势方通过"胡萝卜加大棒"的策略将合作系统控制在一个比较稳定的范围内。

医疗联合体系统中，三级医院拥有较多的医疗资源和较强的医疗服务实力，显然是合作优势方；社区卫生服务中心占有的医疗资源较少，医疗服务供给能力较弱，显然是合作参与方。因而，城市综合医院是医疗联合体构建的核心因素，也是医疗联合体形成和运转的关键因素。如果综合医院不积极行动，医疗联合体无法真正运转，因而，构建医疗联合体需要政府为城市综合医院赋责，通过强化综合医院的责任来推动医疗联合体的形成和有效运转。同时，通过为综合医院赋责，以硬件合作和软件合作以及人才培养的方式培育社区卫生服务中心的医疗卫生服务能力，逐步形成分级诊疗、有序就医的医疗卫生服务体系。

7.4.5　引入市场机制，促进良性互动

医疗联合体内的组织成员都是独立的机构或者利益主体，在合作的过程中有着不同的利益诉求。鉴于联合体内公共资源的有限性，相互间由于利益的不一致必然存在不同程度的竞争和冲突。为了更好地推进区域医疗联合体的建设，需要从组织结构、合作能力与合作机制方面着手推进。因而，为了引导联合体内不同层级医疗机构间的合作和促进共同利益的实现，依据冲突与合作分析理论需要在联合体内引入市场竞争运行机制，即依据联合体的整体发展任务和目标制定绩效与监督和考评机制，引导成员间围绕考核目标进行相互竞争，形成良性的激励。这样，才有利于联合体的发展和基层能力快速提升目标的实现。因而，在联合体内推行市场竞争机制是落实中间组织管理权力和推进医疗服务共同发展的重要机制。

第8章
结论与建议

8.1 主要结论

城市综合医院与社区卫生服务中心分级诊疗合作是引导医疗资源下沉,逐步实现社区首诊、分级医疗和双向转诊,缓解"看病难、看病贵",完善我国医疗卫生服务体系的重要举措,也是我国"新医改"的基本思路和要求。经过近几年的实践和探索,城市综合医院与社区卫生服务中心之间形成了几种分级诊疗合作模式,但无论是理论界还是实业界对双方合作模式的推进及选择方面都还存在争议,模式的选择也缺乏可复制性和推广性,因此,本书基于我国医疗卫生服务体系的发展现状、存在问题及城市综合医院与社区卫生服务中心已有的分级诊疗合作模式,应用合作理论与冲突理论的思想,采用非对称合作博弈、F-H 及 DEA 等分析方法,探讨影响城市综合医院与社区卫生服务中心分级诊疗合作及模式选择的因素和条件,并结合实证研究对不同合作模式的效果进行评价,最后,给出分级诊疗合作模式选择的对策建议。围绕此目标,本书的主要研究工作和结论如下。

(1)构建城市综合医院与社区卫生服务中心之间的非对称合作博弈模型,分析影响双方分级诊疗合作的关键因素 充分考虑城市综合医院与社区卫生服务中心之间合作的非对称性、实力差距等因素，构建双方之间非对称合作的鹰鸽博弈模型，得出：合作意愿与合作收益、冲突成本以及实力对比密切相关。即实力对比一定的情况下，合作收益既定，冲突成本越大，合作频率越高，合作意愿强；如果冲突成本一定，合作收益越大，合作意愿越高；如果合作收益和合作冲突成本都既定，二者的实力差距越大，合作意愿越强。因此，医疗利润空间、冲突成本以及城市综合医院与社区卫生服务中心的实力对比应该是设计促进城市综合医院与社区卫生服务中心分级诊疗合作的理论基础和依据。

（2）利用冲突分析理论结合F-H分析方法，探讨城市综合医院与社区卫生服务中心分级诊疗合作的推进模式与具体可行合作模式的选择问题 基于冲突分析理论和F-H分析方法，考虑政府、城市综合医院、社区卫生服务中心在合作中的行动策略、偏好及局势选择，探讨可行的合作模式，得出：政府是促进双方合作的动力源，城市综合医院能否积极投入合作是合作产生的推动力和难点，以**医疗联合体**为代表的**中间型合作模式**是符合我国当前城市综合医院与社区卫生服务中心合作的可行模式。这种模式要求城市综合医院与社区卫生服务中心让渡部分权力给医疗联合体，由医疗联合体统一协调内部的医疗资源，城市综合医院与社区卫生服务中心既保持相互之间的相对独立性，又实现了二者之间的有效合作。

（3）结合实证调研，利用DEA分析方法，对不同分级诊疗合作模式下城市综合医院与社区卫生服务中心的合作效果进行评价，为分级诊疗合作模式选择提供实践参考 对北京市40余对综合医院和社区卫生服务中心的分级诊疗合作效果进行实证调查与访谈，利用主成分分析方法对合作效果评价的指标体系进行筛选，利用DEA方法针对不同合作模式下合作的有效性进行综合评价。得出：目前北京市综合医院与社区卫生服务中心之间的分级诊疗合作模式主要有两种包括：紧密型（院办院管模式为代表）与松散型（对口支援模式为代表），两种合作模式的平均DEA有效性均低于0.7，说明城市综合医院和社区卫生服务中心之间的医疗资源配置效率较低。分析其原因，并非源于资源投入不足，而更多表现为协同合作的水平不高、与合作相关的管理机制和制度不健全等。此外，相比松散型模式，紧密型合作模式的DEA有效性较高。因此，一方面要针对紧密型和松散型合作模式，探索提高合作效果的途径；另一方面，需要探索新的界于紧密型和松散型模式之间的新型合作模式。

上述研究从理论上探讨了城市综合医院与社区卫生服务中心之间分级诊疗合作的可能性、合作条件、影响合作及合作模式选择的因素，从实践上验证了现有的紧密型和松散型的分级诊疗合作模式其资源配置效率有待提高，因此，结合理论研究、实践验证及专家调研，提出了介于紧密型和松散型的城市综合医院与社区卫生服务中心合作的医疗联合体合作模式，并对医疗联合体的发展提出了对策建议。

通过上述研究，总结本书的创新点如下：

（1）充分考虑城市综合医院与社区卫生服务中心之间合作的非对称性、实力差距等因素，构建双方非对称合作的鹰鸽博弈模型，得出：合作意愿与合作收益、冲突成本及实力对比密切相关，为二者合作提供理论基础和依据。

（2）基于冲突理论和F-H方法，考虑政府、城市综合医院、社区卫生服务中心在合作中的行为策略、偏好及局势选择，探讨可行合作模式，得出：政府是促进合作的动力源，以医疗联合体为代表的中间型模式是城市综合医院与社区卫生服务中心分级诊疗合作的可行模式。

（3）利用DEA方法，以北京市为例做实证调研，对不同分级诊疗合作模式下城市综合医院与社区卫生服务中心合作效果进行评价，得出：紧密型和松散型合作模式综合平均效率不高，需探讨已有模式资源配置效率提高的途径和中间型合作模式的未来发展。

8.2　建议与展望

（1）压缩竞争领域利益空间，提高单位成本收益比，增强合作意愿　依据城市综合医院与社区卫生服务中心的分级诊疗合作意愿与单位成本收益比负相关，并且二者选择竞争的动力源自于功能重叠部分的竞争收益，建议医疗监管部门通过对慢性病、常见病等病症的用药及药价进行控制，压缩二者竞争领域的利益空间，进而提高单位成本收益比，增强二者选择合作的意愿。同时，针对提高单位成本收益比，建议逐步放开常见病、慢性病等领域的医疗市场，加强民营医疗机构的培育，强化该领域的竞争程度，提高竞争成本，同样通过提高单位成本收益比，实现增强二者合作意愿的目的，

（2）不搞一刀切、分区域差别推进　依据二者选择合作的频率与其实力差距，即非对称性正相关的结论，建议医疗卫生监管部门在推进二者合作时，应根据各地区医疗机构发展的实际情况分区域逐步推进，避免在政策上脱离实际的一刀切。譬如，在城市综合医院与社区卫生服务中心发展差距较大的区域，在加强社区卫生服务中心建设的同时，优先推进二者的合作；而在二者发展差距较小的城市区域，不必急于推进二者的合作；可以选择继续加快社区卫生服务中心建设，甚至可以选择鼓励二者竞争发展的政策。

（3）建立有效奖惩、监督机制　依据二者实力对比或非对称性程度越大，选择合作的概率越高的结论，可以推测实力较强的城市综合医院可采取奖惩措施激励社区卫生服务中心采取合作策略，也就是说，如果城市综合医院能够对社区卫生服务中心采取有效的奖惩，那么，社区卫生服务中心选择合作是它的占有策略。据此，建议城市综合医院与社区卫生服务中心建立分级诊疗合作关系时，处于强势地位的综合医院应该建立有效的奖惩规则，并加强监督，促使社区卫生服务中心与相应的医院之间的关系是重复和自愿服从的关系，这将有利于二者合作关系的稳定和医疗体系的完善。

（4）采用政府主导推进模式　理论分析的结果表明，单纯依靠利益导向很难实现城市综合医院与社区卫生服务中心的合作，更难以实现提高基层医疗服务能力、改善医疗卫生服务体系结构的目标。**因此，我国城市综合医院与社区卫生服务中心分级诊疗合作需要在政府的主导下，通过加大改革和推进力度，解决城市综合医院合作动力不足和积极性不够的问题，进而推动城市综合医院积极参与，实现城市综合医院与社区卫生服务中心合作，带动社区卫生服务中心发展的目标。**

（5）主推医疗联合体为代表的中间型分级诊疗合作模式　在综合考虑政府、城市综合医院、社区相关方的利益的基础上，理论分析的结果表明，以**医疗联合体**为代表的**中间型模式**是符合我国当前城市综合医院与社区卫生服务中心分级诊疗合作的可行模式。这种合作模式需要参与各方各自让渡部分权力，且

参与成员保持了相对独立性，兼顾了各方的利益，是一种稳定有效的合作模式。因而，政府在推进城市综合医院与社区卫生服务中心合作过程中，应该主推以医疗联合体为代表的中间型合作模式。

8.3　研究不足与展望

对不同地区城市综合医院与社区卫生服务中心之间的分级诊疗合作模式的实证研究有待进一步完善，尤其是针对2012年以来全国推进的医疗联合体合作模式的效果进行跟踪研究与实证。在后续研究中，一方面要扩大实证研究的采样范围，另一方面要对紧密型、松散型及中间型组织合作模式做进一步深入研究。

对城市综合医院与社区卫生服务中心之间的非对称合作博弈的探讨，后续在重复博弈方面还需进行深入分析，通过仿真并结合实证挖掘合作规律和特征表现。

医疗联合体的推进与发展是解决合作模式规模效应的有效途径，鉴于时间和精力有限，对于合作模式的规模效应问题本书未做深入研究，但规模效应对医疗联合体的持续发展是一个很重要的问题，后续将进行持续跟踪和深入探讨。

附 录

附录1 访谈提纲

我们正在做"北京市三级医院与社会卫生服务中心合作的评价指标体系的研究"课题。为选择评价指标，想了解以下信息，感谢您的支持！

一、社区卫生服务中心的基本情况

1.日均门诊人数：

2.住院人数：

3.患者构成比例（医保、自费）：

4.次均门诊费用

5.医务人员数量：

6.病床数：

7.合作的三级医院及合作方式：

二、评价社区卫生服务中心与三级医院合作的输入指标，您觉得合适吗？还有其他指标吗？

1. 专家来社区坐诊
2. 专家来社区会诊
3. 专家来社区讲座（包括给患者和医生）
4. 医生去三级医院进修
5. 医生参与三级医院的科研
6. 三级医院赠送设备

三、评价社区卫生服务中心与三级医院合作的输出指标，您觉得合适吗？还有其他指标吗？

1. 双向转诊率
2. 首诊选择率
3. 慢性病签约率
4. 患者满意度
5. 医务人员满意度
6. 发表论文及其他科研成果

四、您认为社区卫生服务中心与三级医院合作还有哪些有效途径?

五、您认为社区卫生服务中心发展还需要哪些政策支持?

附录2 调查问卷——医院

尊敬的医院负责同志：

您好！

我局正在进行"新医改背景下北京市三级医院与城市社区卫生服务中心合作模式及评价体系构建的研究"课题，需要了解三级医院和社区卫生服务中心合作的现状。请根据2012年1月至2012年12月期间，贵医院与社区卫生服务中心合作的实际情况填写数据，或是在相应的选项上打"√"。

感谢您的大力支持！

北京市医管局改革发展处

2013年8月7日

第一部分　医院基本情况

医院名称：

合作的社区卫生服务中心名称：

合作形式是（如果合作形式包括两种以上，可多选）

A.对口支援　　　B.联合体　　　C.院办院管　　　D.托管　　　E.兼并重组

1.职工

职工数量；其中高级职称人数；其中教学人员人数；其中科研人员人数；其中全科医生数量。

2.规模

门诊量；门诊人均诊费；病床数；住院人数。

3.收入和支出

年度总收入；年度总支出；全部药物销售收入；基本药物销售收入。

问卷填写人姓名：

问卷填写人电话：

第二部分　医院与社区卫生服务中心合作情况

1.医院是否设有部门专项负责协调与社区卫生服务中心合作的事宜?

A.有　　B.无

如有，请填写部门名称：

2.医院是否有与社区卫生服务中心合作的一体化管理制度?

A.是　　B.否

3.医院有无帮助塑造社区卫生服务中心品牌的措施?

A.有　　B.无

4.医院征求社区卫生服务中心对合作的意见或建议（以正式或非正式的形式征求意见或建议都包括在内）多长时间一次？

A.每周一次　　B.每月一次　　C.每季度一次　　D.半年一次　　E.一年一次　　F.其他（请说明）

5. 2012年1月至2012年12月期间，社区卫生服务中心派来医院学习的医生_____人。

6. 2012年1月至2012年12月期间，医院参与社区卫生服务中心会诊的专家人数_____人。

7. 2012年1月至2012年12月期间，社区卫生服务中心医生参加医院的科研课题的总量是_____。

8. 2012年1月至2012年12月期间，社区卫生服务中心医生和医院医生合作发表论文的总量是_____。

9.医院是否是全科医生培养基地？

A.是　　B.否

10. 2012年1月至2012年12月期间，医院为社区卫生服务中心培养全科医生数量：

（1）医院为社区规范化培养全科医生人数：

（2）医院为社区短期培养全科医生人数（参加医院举办的短期培训的全科医生数量）：

11.医院赠送社区卫生服务中心仪器设备：

仪器A：名称_____，仪器数量_____台

仪器B：名称_____，仪器数量_____台

仪器C：名称_____，仪器数量_____台

如需补充：_____。

12. 2012年1月至2012年12月期间，医院向社区卫生服务中心下转人数：

（1）下转门诊患者数：

（2）下转住院患者数：

13. 2012年1月至2012年12月期间，社区卫生服务中心向医院上转患者人数：

（1）上转门诊患者人数：

（2）上转住院患者人数：

调查结束，再次感谢您的支持！

附录3 调查问卷——社区卫生服务中心

尊敬的社区卫生服务中心负责同志：

您好！

我局正在完成"新医改背景下北京市三级医院与城市社区卫生服务中心合作模式及评价体系构建的研究"课题，需要了解三级医院和社区卫生服务中心合作的现状。请根据2012年1月至2012年12月期间，贵中心与医院合作的实际情况填写数据，或是在相应的选项上打"√"。

感谢您的大力支持！

北京市医管局改革发展处

2013年8月7日

第一部分 社区卫生服务中心基本情况

社区卫生服务中心名称：

合作的上级对口医院的名称：

合作形式是（如果合作形式包括两种以上，可多选）

A.对口支援 B.联合体 C.院办院管 D.托管 E.兼并重组

1.职工

职工数量；其中管理人员数量；其中医技术人员数量；其中高级医护人员数量；其中全科医生数量。

2012年1月至2012年12月期间，调入和调出人数，调动原因。

2.规模

2012年1月至2012年12月期间，日均患者人数；门诊人日均诊费；病床数。

3.收入和支出

年全部收入；年全部支出；政府年拨款；全部药物销售收入；基本药物销售收入。

问卷填写人的姓名：

问卷填写人的电话：

第二部分　医院与社区卫生服务中心合作情况

1.医院是否设有部门专项负责协调与社区卫生服务中心合作的事宜?

A.有　　B.无

如有，请填写部门名称：

2.社区卫生服务中心有无与医院合作的一体化管理制度?

A.有　　B.无

3.社区卫生服务中心有无与医院合作的双向转诊制度?

A.有　　B.无

4.医院有无帮助塑造社区卫生服务中心品牌的措施?

A.有　　B.无

5.医院征求社区卫生服务中心对合作的意见或建议(以正式或非正式的形式征求意见或建议都包括在内)多长时间一次?

A.每周一次　　B.每月一次　　C.每季度一次

D.半年一次　　E.一年一次　　F.其他(请说明)

6.医院与社区卫生服务中心一起讨论合作的相关事宜(指正式开会讨论)多长时间一次?

A.每周一次　　B.每月一次　　C.每季度一次　　D.半年一次　　E.一年一次　　F.其他(请说明)

7. 2012年1月至2012年12月期间,社区卫生服务中心派去医院学习的医生___人。

8. 2012年1月至2012年12月期间，医院参与社区卫生服务中心查房和会诊的专家人数：

（1）参与查房的专家人数：

（2）参与会诊的专家人数：

9. 2012年1月至2012年12月期间，社区卫生服务中心医生参加医院的科研课题的总量是_____。

10. 2012年1月至2012年12月期间，社区卫生服务中心医生和医院医生合作发表论文的总量是_____。

11.医院是否是全科医生培养基地？

A.是　　B.否

12. 2012年1月至2012年12月期间，医院为社区卫生服务中心培养全科医院数量：

（1）医院为社区规范化培养全科医生人数：

（2）医院为社区短期培养全科医生人数（参加医院举办的短期培训的全科医生数量）：

13.医院赠送社区卫生服务中心仪器设备：

仪器A：名称_____，仪器数量_____台

仪器B：名称_____，仪器数量_____台

仪器C：名称_____，仪器数量_____台

如需补充：_____。

14.上级对口医院支持社区卫生服务中心经费_____元。

15. 2012年1月至2012年12月期间，医院向社区卫生服务中心下转人数：

（1）下转门诊患者数：

（2）下转住院患者数：

16. 2012年1月至2012年12月期间，社区卫生服务中心向医院上转患者人数：

（1）上转门诊患者人数：

（2）上转住院患者人数：

17. 与2011年相比，2012年社区卫生服务中心全科医生增加_____人。

18. 与2011年相比，2012年社区卫生服务中心医生高级职称人数增加_____人。

19. 与2011年相比，2012年社区卫生服务中心就诊人数是否有增加？

A.有　　B.无

20. 与2011年相比，2012年患者首诊选社区卫生服务中心人数是否有增加？

A.有　　B.无

21. 与2011年相比，2012年患者连续到社区卫生服务中心看病率是否有增加？

A.有　　B.无

22.与2011年相比，2012年社区医务人员工作满意度提高情况如何？

A.提高许多　　　B.略有提高　　　C.没有提高

23.与2011年相比，2012年患者主观满意度提高情况如何？

A.提高许多　　　B.略有提高　　　C.没有提高

调查结束，再次感谢您的支持！

附录4 医院对口合作的社区卫生服务中心名称

医院对口合作的社区卫生服务中心名称见附表4-1。

附表4-1 医院对口合作的社区卫生服务中心名称

模式	医院	社区卫生服务中心
松散型（以对口支援为代表）	北京市第二医院	西长安街社区卫生服务中心
	北京市第六医院	北新桥社区卫生服务中心
		青龙社区卫生服务中心
		五道营社区卫生服务中心
	北医三院	北京大学医学部社区卫生服务中心
		北京师范大学社区卫生服务中心
		北太平庄社区卫生服务中心
		北京邮电大学社区卫生服务中心
		花园路社区卫生服务中心
	北京市朝阳医院	八里庄第二社区卫生服务中心
		高碑店社区卫生服务中心
		六里屯社区卫生服务中心
		三里屯社区卫生服务中心
		十八里店社区卫生服务中心
		团结湖社区卫生服务中心
松散型（以对口支援为代表）	垂杨柳医院	劲松社区卫生服务中心
	东城第一人民医院	体育馆路社区卫生服务中心
		永定门外社区卫生服务中心
	东方医院	丰台社区卫生服务中心
		右安门社区卫生服务中心
	肛肠医院	德胜社区卫生服务中心
	北京市和平里医院	东河沿社区卫生服务中心
		和平里社区卫生服务中心
		和平里中街社区卫生服务中心

模式	医院	社区卫生服务中心
松散型（以对口支援为代表）	北京积水潭医院	新街口社区卫生服务中心
	隆福医院	朝阳门社区卫生服务中心
	北京市普仁医院	龙潭社区卫生服务中心
	石景山医院	八宝山社区卫生服务中心
		广宁社区卫生服务中心
	世纪坛医院	北京交通大学社区卫生服务中心
		甘家口社区卫生服务中心
		羊坊店社区卫生服务中心
	铁营医院	西罗园社区卫生服务中心
	宣武医院	广外社区卫生服务中心
	北京市友谊医院	椿树社区卫生服务中心
		大栅栏社区卫生服务中心
		陶然亭社区卫生服务中心
	北京中医医院	朝内头条社区卫生服务中心
	回民医院	牛街社区卫生服务中心
紧密型（以院办院管为代表）	北京安贞医院	大屯社区卫生服务中心
	垂杨柳医院	双井社区卫生服务中心
	复兴医院	月坛社区卫生服务中心
	平安医院	新街口社区卫生服务中心
	中关村医院	中关村社区卫生服务中心
	首钢医院	金顶街社区卫生服务中心
	北京市朝阳医院京西院区	石景山第一社区卫生服务中心
	中日友好医院	望京社区卫生服务中心

参考文献

[1] 陈秋雯，周建新，赵炜磊. 社区卫生服务中心住院患者的现状分析及思考[J]. 中华全科医学，2010，2：209-210.

[2] 袁毅. 居民对社区卫生服务中心医师满意度的调查与分析[J]. 中国临床药学杂志，2011，4：244-246.

[3] 王自明，徐军，邵华，于海燕. 北京市将台社区卫生服务中心患者满意度影响因素的Logistic回归分析[J]. 中国民康医学，2012，6：661-664.

[4] 刘小平，梁佳颖，李鹏程，赵亚利，倪朝荣，申京波. 北京市某农村社区居民社区卫生服务满意度的变化情况分析[J]. 中国全科医学，2010，34：3839-3841.

[5] 张亚兰，贾晓佳. 北京市和平里居民社区卫生服务认知、需求、满意度调查[J]. 中国慢性病预防与控制，2006，2：121-123.

[6] 范群，陈永年，张王梅. 南京市社区居民对社区卫生服务的满意度及其影响因素分析[J]. 中国全科医学，2009，19：1818-1823.

[7] 顾文娟，葛小锚，刘奉丹，陈旻红. 社区卫生服务中心从业人员的工作满意度及其影响因素研究[J]. 中国全科医学，2012，1：22-25.

[8] 马亚楠，何钦成. 沈阳郊区社区卫生服务中心职工满意度评价[J]. 中国公共卫生，2010，3：370-371.

[9] 杜雪平，周海虹，钱宁. 社区卫生服务机构改变患者就医模式的初步探索[J]. 中华医院管理杂志，2004，10：30-32.

[10] 黄文杰，方小衡，黄嘉殷，邹思梅，刘梦然. 广州市社区卫生服务中心现状调查分析[J]. 中国农村卫生事业管理，2011，11：1115-1117.

[11] 潘琴，倪淑萍，曾德才. 社区卫生服务中心人力资源现状调查与分析[J]. 中国公共卫生管理，2009，5：461-462.

[12] 刘青，陈维云，林小志，刘洋，荆乐雯，董燕敏. 社区卫生服务中心设施设备配置现状分析与政策建议 [J]. 中国全科医学，2011，34：3905-3907.

[13] 王梅. 浅谈社区卫生服务中心的生存与发展 [J]. 中国初级卫生保健，2010，9：25-26.

[14] 鲍勇，彭慧珍，徐秀，陈立今，刘威，朱宏敏. 不同类型社区卫生服务中心运营与服务状况比较 [J]. 中华全科医学，2011，5：665-666.

[15] 张雷鞭. 关于城市社区卫生服务中心发展的思考 [J]. 法制与社会，2012，7：190.

[16] 刘钧，相琼. 我国社区卫生服务发展的现状、问题和对策 [J]. 中央财经大学学报，2007，8：21-25.

[17] 李世惠. 社区卫生服务双向转诊模式的研讨 [J]. 中国全科医学，2006，23：2003-2004.

[18] 陈航，侯生才，王辉，黄爱萍，黄维佳，白莎琳，王辰. 三级医院在推进社区卫生服务中的作用和模式 [J]. 中国医院，2008，3：69-72.

[19] 陈璞，陶红兵. 医院与社区卫生服务机构双向转诊模式分析 [J]. 中国卫生事业管理，2009，3：148-149.

[20] 张静，董芬，王德扬. 对现阶段社区卫生服务机构双向转诊模式的思考 [J]. 中国初级卫生保健，2009，8：36-37.

[21] 刘军卫，唐本雄，梅文华，苏斌，张松，常学勤，解立桦，缪卓慧. 关于建立契约型新型双向转诊模式的初步研究 [J]. 现代预防医学，2009，6：1079-1083.

[22] 任益炯，陆慧，欧崇阳. 专科医院与社区医院之间双向转诊的实证分析 [J]. 解放军医院管理杂志，2010，10：925-926.

[23] 杜乐勋.《医疗卫生绿皮书：中国医疗卫生发展报告NO. 2》[R]. 北京：社会科学文献出版社，2006.

[24] 林崇健，丁书琴，何思中，王敏，吴耿，谢灿茂，王深明. 城市大医院与周边社区医疗机构联动构建新型医疗网络的可行性分析 [J]. 中国医院管理，2008，10：30-32.

[25] 孔抗美. 依托三级医院开展社区卫生服务 [J]. 中华医学杂志，2005，8：508-509.

[26] 刘贞, 刘诗红, 刘珊, 王亚宁, 邓丽花, 肖莉萍, 吴红英. 城市综合医院与社区卫生服务机构"互动"模式构建研究[J]. 中国民族民间医药, 2010, 14：224-225.

[27] 刘旻, 刘型刚. 二、三级医院支援社区卫生服务中心的模式探讨[J]. 健康教育与健康促进, 2011, 2：152-154.

[28] 姜平, 韩磊. 三级医院结对推进社区卫生服务中心发展实践[J]. 解放军医院管理杂志, 2010, 6：521-522.

[29] 缑润平, 朱延红. 三级医院创办社区卫生服务站基本情况及优势分析[J]. 社区医学杂志, 2010, 3：50-51.

[30] 李菲. 社区卫生服务"院办院管"模式的利弊分析[J]. 中国卫生事业管理, 2009, 9：592-594.

[31] 姜艳, 张秀玲, 姜波. 试论三级医院领办社区模式的创新[J]. 现代医院管理, 2008, 3：16-18.

[32] 王健松, 贾晓莉, 东黎光, 王淑梅, 张慧英, 那彦群. 三级医院与社区卫生服务一体化建制与实施[J]. 中国医院, 2009, 12：61-63.

[33] 翁根龙, 沈宇. 三级医院与社区卫生服务一体化管理的研究[J]. 现代医院管理, 2012, 1：17-19.

[34] 刘丹萍, 孙敏, 安燕波, 李宁秀, 汪凯, 刘朝杰. 大中型医院开展社区卫生服务的现状调查分析[J]. 预防医学情报杂志, 2003, 6：485-487.

[35] 杨柳, 王健. 双向转诊中存在的问题及对策[J]. 卫生经济研究, 2007, 3：31.

[36] 杜一平, 甘德春. 我院实施双向转诊的实践与探讨[J]. 中国医院管理, 2011, 9：65-66.

[37] 俞晓利. 双向转诊"梗阻"原因分析及对策探讨[J]. 中国医院, 2010, 3：52-53.

[38] 刘艳平. 社区卫生服务中心与综合性医院双向转诊的意义[J]. 中华全科医学, 2011, 2：249-250.

[39] 苏巧莲, 冯泽永, 张培林, 唐秋姗. 三甲医院办社区卫生服务中心的问题探讨[J]. 重庆医学, 2011, 7：717-718.

[40] 徐红芬. 城市医院对口扶持社区卫生服务中心的实践与思考[J]. 江苏卫生事业管理, 2010, 1：20-21.

[41] 姚峥，王香平，徐立新，马志娟，唐凤君，王卫，李丽华，刘德海.大型医院与社区卫生服务中心建立对口转诊预约机制实践探讨 [J].中国医院，2012，3：60-62.

[42] 高彦彦，李伟：《重读经典：不确定性和医疗保健的福利经济学（肯尼斯·阿罗）》[J].《比较》，2014，24.

[43] Long R. Tuberculosis control in Alberta：A federal，provincial and regional public health partnership[J]. Canadian Journal of Public Health，2002，93（4）：264-266.

[44] Handler AS，Issel M，Turnock B. A conceptual Framework to measure performance of the Public Health System[J]. Am J Public Health，2001，91（8）：1235-1239.

[45] 约斯特.医疗保障支付范围决策——国际比较研究.汤晓丽，何铁强译[M].北京：中国劳动社会保障出版社，2011.

[46] Bennett S，Dakpallah G，Garner P，et al. Carrot and Stick-State mechanisms to influence private health provider behavior[J]. Health Policy and Planning，1994，9（1）：1-13.

[47] Blumenthal D. Controlling health care expenditures[J]. The New England Journal of medicine，2001，344（10）：766-769.

[48] Vuorenkoski L，Mladovsky P，Mossialos E. Finland：health system review，Health System in Transition[J]. European Observatory on Health Systems and Ploices，2008，10（14）：1-168.

[49] 梁万年.社区卫生服务的概念、功能与意义 [J].实用全科医学，2003，1：6-9.

[50] 周俊安，卢祖洵，程锦泉，彭绩，刘军安，杨德华，夏挺松.深圳市社区卫生服务绩效评价概述[J].中国全科医学，2005，5：356-358.

[51] 郭清，汪胜，王小合，唐继志，马海燕，杨金凤，许亮文.中国城市社区卫生服务评价指标研究[J].中国全科医学，2002，11：887-888.

[52] 杨珺，赵亚利，王琼瑛，胡琳琳，郝晓宁，刘宇婧，沈沁，梁万年.北京市社区卫生服务运行机制改革效果的定量评价[J].中国全科医学，2010，1：26-29.

[53] 王赛蘋，徐静罡，宋佩秋，陈涛，孙才坚.城市社区全科医疗服务评估指标的研究[J].中国全科医学，2003，1：37-40.

[54] 游岚，蒲川. 建立县级公立医院绩效评价体系的探讨——以重庆市为例 [J]. 中国药房，2011，20：1914-1916.

[55] 赵棣. 困境与未来——中国公立医院的改革之路. 北京：科学出版社，2011.

[56] NICE clinical guideline 34. Hypertention：Management of hypertension in adults in primary care[R]. London：National Institute for Health and Clinical Excellence，2004.

[57] Kelly MP，Stewart E，Morgan A，Killoran A，et al. A conceptual framework for public health：NICE's emerging approach[J]. Public Health，2009，123（1）：14-20.

[58] Canadian health information roadmap initiative indicators framework 2000. Ottawa：Canadian Institute for Health Information and Statistics，2000.

[59] Barbara S. Health Service Research-A working Model[J]. The New England Journal of Medicine，1973，19（4）：132-135.

[60] Musgrove P. Judging health systems：reflections on WHO'S methods[J]. Lancet，2003，361（9371）：1817-1820.

[61] Nord E. Measures of goal attainment and performance in the World Health Report 2000：A brief，critical consumer guide[J]. Health Policy，2002，59（3）：183-191.

[62] Tumoek BJ，Handler AS. From measuring to improving public health practice[J]. Annual Review of Public Health，1997，18：261-282.

[63] Martine-Misener R，Mcnab J，Sketris IS，Edwards L. Collaborative practice in health systems change：The Nova Scotia experience with the strengthening primary care initiative[J]. Nursing Leadership，2004，17（2）：33-45.

[64] Paul A，Lamarche，Marie-Dominique Beaulieu，Raynald Pineault. Choice for change：The path for restructuring primary healthcare service in Canada[R]. 2004.

[65] 李月，沈冬云，孙录. 三级医院办社区医疗双向转诊效果评价 [C]. 第二十五届航天医学年会暨第八届航天护理年会论文汇编，北京：航天中心医院，2009.

[66] 周余，周指明，张新平. 双向转诊考核评价指标体系研究 [J]. 医学与社会，2010，4：46-48.

[67] 邓旭林. 医科院校及其附属医院参与社区卫生建设的模式和评价指标体系研究 [D]. 广州：南方医科大学，2009.

[68] 段桂敏. 新医改条件下公立医院社会绩效评价体系构建 [J]. 中国卫生事业管理，2011，4：249-251.

[69] 梁万年. 中国社区卫生服务和全科医学教育的现状与对策 [J]. 中国全科医学，2004，11：769-771.

[70] 陈瑞安，杜亚平，张淑艺. 社区卫生服务中心综合评价指标体系及其应用研究 [J]. 中国全科医学，2005，13：1112-1114.

[71] 马起龙，尹文强. 我国社区卫生服务综合评价研究现状及展望 [J]. 中国卫生经济，2008，7：25-26.

[72] 周俊安，卢祖洵，程锦泉，彭绩，刘军安，杨德华，夏挺松. 深圳市社区卫生服务绩效评价概述 [J]. 中国全科医学，2005，5：356-358.

[73] 苏海军. 我国公共卫生服务体系绩效评价指标体系研究 [D]. 武汉：华中科技大学，2010.

[74] 叶茂. 应用层次分析法评价医院临床科室的综合绩效 [J]. 中国医院，2005，8：58-61.

[75] 沈林，何炜，杜亚平. 社区公共卫生服务绩效评价指标体系研究 [J]. 中国农村卫生事业管理，2011，2：127-130.

[76] 沈民中. 社区公共卫生服务绩效评价指标体系研究 [J]. 中国医药指南，2011，31：239-240.

[77] 方鹏骞，张治国，杨梅. TOPSIS法在医院绩效评价中的应用 [J]. 中国卫生统计，2005，3：169-170.

[78] 王芳. 社区卫生服务绩效评价指标体系研究 [D]. 武汉：华中科技大学，2006.

[79] 杨勇. 企业的合作演化理论、模型及经验研究 [D]. 长沙：湖南大学，2009.

[80] 哈耶克F. A. 致命的自负 [M]. 冯克利，胡晋华等译. 北京：中国社会科学出版社，2000.

[81] C. Oliver. Determinants Inter ogranizational Relationships：Integration and future irections [J]. Academy of ManagementReview，1990，15（2）：241-265.

[82] Rikard Larsson. The handshake between invisible and visible hands [J]. Intemational Studies of Management & Organization，1993，23：87-106.

[83] Trivers R. The evolution of reciprocal altruism[J]. Quarterly Review of Biology，1971，46：35-57.

[84] Pfeffer J，Salancik G. R. The External Control of Organizations：A Resource Dependence Perspective［M］. New York：Harper and Row，1978.

[85] 孙正. 当代中国社会冲突与政治调控问题研究[D]. 长春：东北师范大学，2007.

[86] 赵树坤. 社会冲突与法律控制[D]. 重庆：西南政法大学，2007.

[87] Von Neumann J，Morgenstern O. The theory of games and economic behavior [M]， New Jersey：Princeton University Press，2004.

[88] Nash J. Equilibrium points in n-person games[J]. Proceedings of National Academy of Science，1950，36：48-49.

[89] Nash J. Non-cooperative games[J]. Annals of Mathematics，1951，52（2）：286-295.

[90] Howard N. Paradoxes of rationality：theory of metagames and political behavior [M]. Cambridge：MAMIT Press，1971.

[91] Howard N. The present and future of metagame analysis[J] European Journal of Operational Research，1987，32（1）：1-25.

[92] 马克思，恩格斯. 马克思恩格斯选集（第一卷）[M]. 北京：人民出版社，1972.

[93] Hamilton WD. The genetical evolution of social behavior [J]. Journal of TheoreticalBiology，1964，（7）：1-52.

[94] Maynard Smith J. Group selection and kin selection [J]，Nature，1964，（201）：1125-1147.

[95] Boyd R，Lorberbaum JR. No pure strategy is evolutionarily stable in the repeated prisoners dilemma game [J]. Nature，1987，（327）：58-59.

[96] Hauert C，Doebeli M. Spatial structure often inhibits the evolution of cooperation in thesnowdrift game [J]. Nature，2004，（428）：643-646.

[97] 宋波，黄静. 非对称性合作视角下战略联盟的稳定性分析——基于鹰鸽博弈模型[J]. 软科学，2013，2：28-31.

[98] 石磊，王瑞武. 合作行为的非对称性演化[J]. 中国科学：生命科学，2010，1：62-72

[99] Michod R E，Nedelcu A M，Moya A，et al. In evolution：from molecules to ecosystems[M]. Oxford：Oxford University Press，2003.

[100] Wang R W，Ridley J，Sun B F，et al. Interference competition and high temperature reduce the 'virulence' of fig wasps and stabilize a fig-wasp mutualism[J]. PLos One，2009，4（11）：7802.

[101] NM Fraser，KW Hipel. Conflict analysis-models and resolutions [J]. Journal of the Operational Research Society，1985，36（10）：972-973.

[102] Hipel K W，Kilgour D M，Fang Liping. The graph model for conflicts resolution [J]. Automatic，1987，23（2）：41-55.

[103] 周斌，李劲松，沈伟，陈晓勤. 三级公立医院支援社区卫生服务的功能定位研究 [J]. 中国医院，2008，1：57-59.

[104] 谭国平. 公立三级医院管理社区医疗服务中心的实践与探索 [J]. 中国医院，2009，13（7）：68-70.

后 记

　　本人自1994年以来一直从事临床和医院管理工作，特别是走上管理岗位后，开始关注和思考我国的医疗体制改革，其中城市社区卫生服务中心建设、城市二三级综合医院与社区卫生服务中心合作模式、分级诊疗、医疗卫生服务体系建设等是本人研究的重点。在此期间，经过慎重思考和研究后的观点得到了相关领导的认可和鼓励；进一步的课题研究也得到了相关部门的资助和支持。譬如：2009年至2012年，在北京市科委和北京市医管局的课题经费支持下，分别从理论和实证方面开展了城市综合医院和社区卫生服务中心合作模式选择研究以及不同合作模式的绩效评价研究；从理论上得出现阶段合作模式的最佳选择，并进一步通过实证验证了理论推导得出的结论的正确性。与此同时，本人在北京市医管局工作期间，参与了北京市医改办、北京市卫计委和北京市医管局医改政策制定的部分工作，并结合多年的研究和实践提出了一些推进分级诊疗中的医院与社区卫生服务中心合作模式选择与推广的政策建议。在政策推进效果方面来看，北京市医疗供给侧改革的分级诊疗已经取得了一定的成效：截至2016年12月，北京全市已建立50多家医疗联合体；北京市卫计委、北京市医管局和北京市人力社保局在推进分级诊疗工作方面给予了明确的政策支持。

　　在国家层面，十八大以来我国经济社会发展进入到了新阶段，针对社会各领域存在的资源配置不合理、供需结构错配问题，供给侧改革成为各领域面临的重要任务和紧迫要求，各项改革都到了深入推进期。在医疗领域，医疗供给和需求错位的长期存在是造成"看病难、看病贵"的主要症结之一，因而，医疗供给侧的分级诊疗改革和推进也是我国供给侧改革的重要内容之一。在此背景下，《国务院办公厅关于推进分级诊疗制度建设的指导意见》（国办发

[2015]70号）文件为合理配置医疗资源、促进基本医疗卫生服务均等化，明确提出要建立分级诊疗制度。《十三五医改规划》也首次将建立分级诊疗制度放在深化医改的首位，并提出2017年国家将重点抓好家庭医生签约服务和医疗联合体建设。这样，以国办意见和《规划》的形式确立了我国医改中分级诊疗改革的方向。2016年8月19~20日全国卫生与健康大会上，习近平总书记强调，要着力推进基本医疗卫生制度建设，努力在分级诊疗、现代医院管理制度、全民医保制度、药品供应保障制度和综合监管制度5项基本医疗卫生制度建设上取得突破。这意味着，医疗改革中的分级诊疗受到了国家最高领导人的高度重视，分级诊疗改革进入到了快速推进阶段。最新发布的《健康中国2030规划纲要》中也明确指出，要全面建立成熟完善的分级诊疗制度，形成"基层首诊、双向转诊、上下联动、急慢分治"的合理就医秩序；要完善医疗联合体、医院集团等多种分工协作模式，提高服务体系整体绩效等总体精神和要求。该《纲要》显示出分级诊疗制度的成熟和完善是我国医疗改革的重要任务和要求。

作为一名普通的医疗工作者和医院基层管理者，为了我国医疗改革的推进和分级诊疗制度体系的建立、成熟和完善，基于多年的研究和工作实践，斗胆于2017年出版此书，以期在我国的医疗改革大潮中做出沧海一粟的微薄贡献。鉴于个人能力和水平有限，无论结构还是行文逻辑；无论是理论推导，还是实证检验；无论是观点，还是政策建议都会存在不当之处，还敬请专家和读者多多予以批评指正，不胜感激！

陈　航
2017年2月

"现代医院管理系列丛书"出版说明

医院可以说是当今世界上最为复杂的社会组织形式，其组织规模大小之繁复，运行模式之庞杂，权属管理之多样，都对组织运作与管理提出了巨大的挑战。如何在保障医疗品质的前提下，尽量合理地运用医疗资源和善尽医疗资源的效能，始终是全球医院管理者共同面对的难题，更是身处医疗改革浪潮前沿的中国医院管理者义不容辞的责任。

为了帮助医疗卫生投资人、管理者、政府监管者以及各类从业者能够更好地应对各类挑战，"现代医院管理系列丛书"由中国人民大学医院管理研究中心汇聚了医院管理各方专家学者和管理精英，组成了阵容强大的编委会，尝试引入各方面现代医院管理的优秀实践经验和理论成果，为中国公立医院改革和社会力量办医提供全面的支持，推动中国医院的跨越式发展，实现医院管理上的大胆创新和突破，成为医院管理创新和发展的良好借鉴，尤其是因应当前新医改的大潮，为各类医院的建设和管理提供一种高效运营的管理标杆。

"现代医院管理系列丛书"各系列重磅专著敬请期待！！！